中国医学临床百家·病例精解

首都医科大学附属北京佑安医院

感染性泌尿系统疾病

病例精解

总主编 / 金荣华

主　编 / 张　愚　马列清

U0193847

科学技术文献出版社

SCIENTIFIC AND TECHNICAL DOCUMENTATION PRESS

·北京·

图书在版编目（CIP）数据

首都医科大学附属北京佑安医院感染性泌尿系统疾病病例精解 / 张愚，马列清主编. —北京：科学技术文献出版社，2022.5
ISBN 978-7-5189-8911-9

Ⅰ.①首…　Ⅱ.①张…　②马…　Ⅲ.①泌尿系统疾病—病案—分析　Ⅳ.① R69

中国版本图书馆 CIP 数据核字（2022）第 013784 号

首都医科大学附属北京佑安医院感染性泌尿系统疾病病例精解

策划编辑：蔡　霞　　责任编辑：帅莎莎　　责任校对：王瑞瑞　　责任出版：张志平	
出　版　者	科学技术文献出版社
地　　　址	北京市复兴路15号　　邮编　100038
编　务　部	（010）58882938，58882087（传真）
发　行　部	（010）58882868，58882870（传真）
邮　购　部	（010）58882873
官　方　网址	www.stdp.com.cn
发　行　者	科学技术文献出版社发行　全国各地新华书店经销
印　刷　者	北京虎彩文化传播有限公司
版　　　次	2022 年 5 月第 1 版　2022 年 5 月第 1 次印刷
开　　　本	787×1092　1/16
字　　　数	114 千
印　　　张	11.75
书　　　号	ISBN 978-7-5189-8911-9
定　　　价	98.00元

泌尿系统疾病中心

首都医科大学附属北京佑安医院
感染性泌尿系统疾病病例精解
编者名单

主　编　张　愚　马列清

副主编　刘　静　马洪波

编　委　（按姓氏拼音排序）

（肝病肾病科部分）

冯丽丽　　康玮玮　　刘增利　　马洪波　　宋静静

孙清海　　王冬梅　　赵　曼　　钟　蕊

（泌尿外科部分）

黄　真　　刘建威　　吴梦华　　谢青南　　薛文瑞

张　愚　　张萌萌　　郑　鑫　　朱志强

（血液净化科部分）

李　爽　李德新　刘　静　王　凡

秘　书　黄　真　康玮玮

主编简介

张　愚　外科学博士，主任医师。现任北京佑安医院泌尿中心主任、性病艾滋病外科诊疗中心主任。1992年毕业于首都医科大学，以器官移植和泌尿系统肿瘤为研究方向。2006年赴美国明尼苏达大学访问学习，研究方向为泌尿腔镜手术与肾脏、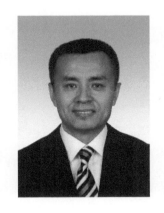胰腺移植。兼任中国性病艾滋病防治协会外科学组副组长、北京医师协会器官移植分会委员、中华肾病学会血管通路组委员。

马列清　北京佑安医院泌尿中心肝病肾病科主任。1983年开始从事肝炎等传染病的诊疗及研究工作，后研究方向细化为肝病合并肾病的诊疗。近年来参编书籍2部，发表学术论文10余篇，参加市科委等临床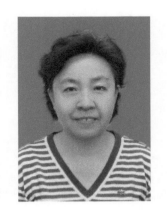研究项目4项。兼任首都医科大学肾病学系委员、北京市血液净化质量控制与管理中心专家组专家、北京中西医结合学会肾脏病专业委员会委员。

序　言

　　首都医科大学附属北京佑安医院是一家以感染、传染及急慢性相关性疾病群体为主要服务对象和重点学科，集预防、医疗、保健、康复为一体的大型综合性医学中心，形成了病毒性肝炎与肝癌、获得性免疫缺陷综合征（艾滋病）与新发传染病、感染免疫与生物医学三大领域的优势学科。建有北京市肝病研究所、北京市中西医结合传染病研究所、国家中西医结合肝病重点专科、北京市乙型肝炎与肝癌转化医学重点实验室、北京市艾滋病重点实验室、北京市重大疾病临床数据样本资源库、首都医科大学肝病与肝癌临床研究所、北京市国际科技合作传染病转化医学基地。

　　作为感染性和传染性疾病的临床救治中心，首都医科大学附属北京佑安医院承担着北京市，乃至全国突发公共卫生事件及重大传染病的应急和医疗救治任务，积累了大量宝贵的临床经验。随着医学科技的进步，临床专业的划分与定位也日趋精细，对疾病诊疗精准化要求也不断提升。为让临床医生更好地掌握诊治思路、锻炼临床思维、提高诊疗水平，我们将收治的部分典型或疑难病例进行了分门别类的整理，并加以归纳总结和提炼升华，以期将这些宝贵的临床经验更好地留存和传播。

　　本套丛书是典型及疑难病例的汇编，是我院16个重点学科临床经验的总结和呈现，每个病例从主要症状、体征入手，通过病例特点的分析，逐步抽丝剥茧、去伪存真，最终找到疾病的本质，给予患者精准的诊疗。每个病例均通过对临床诊疗的描述，展示出作者的临床思维过程，最后再以病例点评的形式进行总结，体现了理论与实践的结合、多学科的紧密配合，是科室集体智慧的结晶，是编者宝贵经验的精华，相信对大家开拓临床思维、提高临床诊疗水平有所裨益。

　　本套丛书的编写得到了首都医科大学附属北京佑安医院广大专家们的大力支持和帮助，在此表示感谢。但由于编者水平有限，书中难免出现错漏之处，加之医学科学快速发展，部分观点需要及时更新，敬请广大读者批评指正。我们也将在提升医疗水平的同时，持续做好临床经验的总结和分享，与大家共同进步，惠及更多的同行与患者。

金荣华

前　言

　　临床医学是应用科学，是知识的获取，是经验的积累，是所学的灵活运用，是最复杂的知识领域。临床医学的教学不能仅仅复述书本或指南、文献上的知识，在教与学的过程中还必须坚持"授人以渔"的最高宗旨。随着科学技术的发展进步，医学领域也在发生着翻天覆地的变化，这就更加要求医护人员把坚持学习贯彻始终。

　　首都医科大学附属北京佑安医院泌尿中心成立七年余，临床诊疗范围覆盖了泌尿外科、肾病内科、血液净化三大方向，科室之间的沟通交流、协作诊疗更是将科室特长发挥得淋漓尽致。本书收集了团队收治的 32 个典型病例及疑难临床病例，内容涵盖合并传染病的肾脏疾病、泌尿外科疾病、血液净化治疗等多个方面。每个病例从分析患者的症状体征入手，逐一讲解如何采集临床资料并分析其意义，在众多鉴别诊断中抓住问题的实质，再辅以实验室检查，得出初步的临床诊断并提出相应的治疗方案。本书编写模拟临床诊疗过程，对培养医生的临床思维非常有益，希望能够为广大医生的临床工作提供更多的诊疗思路。本书编写不足之处欢迎各位同道批评指正，以便我们总结经验共同进步。

目　录

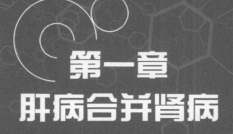

第一章
肝病合并肾病

病例 1　肝硬化并发乙肝病毒相关性
肾小球肾炎

病历摘要

【基本信息】

患者，男，33岁。主诉：肝病史10年，双下肢水肿20天。患者于10年前体检发现乙肝表面抗原阳性，肝功能正常，未给予重视。20天前劳累后出现双下肢水肿，伴有泡沫尿，无发热、皮疹、关节疼痛等伴随症状。当地医院化验血白蛋白

10 g/L，尿蛋白（++++），尿红细胞（+++），24 小时尿蛋白定量＞ 8 g，乙肝表面抗原阳性，病毒载量达 10^6 IU/mL。腹部超声提示肝硬化、门脉增宽、腹水。1 周前患者无诱因出现右下肢胫前红肿伴发热，最高体温 38.5℃，无畏寒、寒战，右下肢血管超声未见异常。5 天前就诊于天津某医院，化验 PCT 10 ng/mL，白细胞计数 $20×10^9$/L，伴有血脂升高（具体不详），诊断"乙型肝炎肝硬化代偿期，肾病综合征，右下肢皮肤软组织感染"，给予恩替卡韦 0.5 g，每日 1 次抗病毒治疗，并给予美罗培南联合利奈唑胺抗感染治疗 5 天，患者体温正常，右下肢红肿好转，复查血常规下降，为进一步诊治转入我院治疗。患者发病以来精神可，食欲好，小便量少，伴有泡沫，大便正常。既往体健。

【体格检查】

神清，精神可，肝掌阳性，皮肤、巩膜无明显黄染，双下肺呼吸音低，心律齐，未闻及杂音；腹部平软，无压痛及反跳痛，肝脾肋下未触及，移动性浊音可疑阳性，双下肢重度可凹性水肿。右下肢胫骨前皮肤温度较左下肢略高，皮肤略红。神经系统查体阴性。

【辅助检查】

尿常规：尿比重 1.022，酸碱度 8，潜血（+），尿蛋白（+++）。尿特种蛋白：转铁蛋白 470 mg/L，免疫球蛋白 G 700 mg/L，微量白蛋白 9100 mg/L，$α_1$- 微球蛋白 124 mg/L，$β_2$-微球蛋白 14.5 mg/L。24 小时尿蛋白定量：12.58 g。24 小时尿量：1750 mL。乙肝五项：乙肝表面抗原、e 抗体、核心抗体

笔记

阳性，乙型肝炎病毒 DNA 测定 1.71×10^4 IU/mL。血常规：白细胞 7.39×10^9/L，红细胞 4.52×10^9/L，血红蛋白 134 g/L，血小板 286×10^9/L，中性比 56.1%。谷丙转氨酶 15.3 U/L，谷草转氨酶 38.1 U/L，总胆红素 5.8 μmol/L，白蛋白 18.5 g/L；肌酐 76.7 μmol/L，尿素 4.94 mmol/L，肾小球滤过率 113.53 mL/（min·1.73 m^2），尿酸 368.1 μmol/L，血钾 3.94 mmol/L，血钠 142.1 mmol/L，甘油三酯 2.83 mmol/L，总胆固醇 5.65 mmol/L。特种蛋白：免疫球蛋白 G 3.62 g/L，免疫球蛋白 A 1.53 g/L，免疫球蛋白 M 1.67 g/L。心电图、心脏彩超及胸片大致正常。腹部超声：肝硬化、脾大，胆囊壁水肿；腹水少量。泌尿系统超声：双侧肾大小正常，肾实质厚约 18 mm，左侧肾集合系统可见点状强回声，大小约 2 mm。双侧肾大小形态可，实质与集合系统分界尚清。膀胱充盈，壁光滑，其内目前未见明显异常回声。双侧输尿管近端未见明显扩张。提示：左侧肾内小钙化灶。肾穿刺病理：肾穿刺组织可见 17 个肾小球，毛细血管基底膜弥漫性增厚，系膜细胞和基质轻度节段增生，上皮下可见嗜复红蛋白沉积，节段性钉突形成，肾小管上皮细胞颗粒变性，约 10% 肾小管萎缩，间皮质弥漫性轻度水肿，约 10% 肾间质纤维化，小动脉无明显病变。HBsAg（+），HBcAg（+）。免疫荧光：IgG（+++），IgA（-），IgM（+），C3（++），Fib（-），C1q（-），沿毛细血管基底膜呈颗粒状沉积。检查符合非典型膜性肾病病例表现。

【诊断】

乙型肝炎病毒相关性肾炎（非典型膜性肾病），乙型肝炎

3

肝硬化代偿期，右下肢皮肤软组织感染。

【治疗】

治疗方法包括：①休息，低脂、低盐、优质低蛋白饮食；②恩替卡韦抗病毒，保肝、抗纤维化治疗；③黄葵胶囊联合缬沙坦降低尿蛋白，抗凝、降脂治疗，静脉补充蛋白 10 g/d，适量利尿药改善水肿症状；④针对皮肤软组织感染给予积极抗感染治疗；⑤待病毒载量降至检测下限后可予以免疫抑制剂治疗。经上述治疗后，患者双下肢水肿消退，血白蛋白升至 26 g/L，总胆固醇降至 4.53 mmol/L；住院期间给予恩替卡韦抗病毒治疗，出院时乙肝病毒定量 2.16×10^3 IU/L，考虑治疗的安全性，暂未予以激素或免疫抑制剂治疗。嘱其门诊随诊。

【随访】

出院 6 个月复诊，患者双下肢轻度水肿，当地医院监测肝、肾功能稳定，尿蛋白（++ ～ +++），乙肝病毒定量降至 569 IU/mL，继续门诊随诊。

病例分析

本例患者入院后完善化验检查，大量蛋白尿（＞ 3.5 g）、低白蛋白血症（＜ 30 g/L）、高脂血症，伴严重水肿，符合肾病综合征诊断标准。结合病史分析病因：首先，患者乙肝病毒感染一直未诊治，病毒复制活跃，故考虑乙肝相关肾炎可能性大；其次，患者肝病史长，疑发展至肝硬化阶段，需注意除外肝硬化相关小球病。另外，也不能除外原发小球病可能。完善肾穿刺活检后证实为乙肝相关性膜性肾病。

膜性肾病是导致成人肾病综合征的一个常见病因。临床表现为肾病综合征，或无症状、非肾病范围的蛋白尿，部分患者伴有镜下血尿、高血压和肾功能损伤。从发病原因上，膜性肾病分为原发性和继发性两种。继发性膜性肾病主要继发于很多系统性疾病，乙肝病毒感染是常见病因，其病理学改变特征是肾小球毛细血管袢上皮侧可见大量的免疫复合物沉积，该沉积物局限于肾小球基底膜（glomerular basement membrane，GBM）的上皮侧，一般不伴肾小球固有细胞增生和局部炎症反应。

我国乙肝病毒感染与肾小球的关系从 1971 年就开始研究，乙肝病毒相关性膜性肾病（hepatitis B virus associated membranous nephropathy，HBV-MN）是仅次于系统性红斑狼疮引起我国第二位继发性膜性肾病的原因。对于乙肝病毒相关性肾病（hepatitis B virus-associated nephropathy，HBV-GN）的诊断，国际上没有统一标准，多数学者参照 1989 年拟定的诊断标准：①血清中乙肝病毒标志物阳性；②患者有肾小球肾炎并可除外其他一些继发性肾小球疾病；③肾脏组织活检中能发现 HBV 病毒抗原或者是 HBV-DNA。其中③为基本的必要条件。其发病机制目前没有统一的标准，一般认为 HBV-GN 的发病机制主要包括有机体内免疫复合物的沉积、HBV 病毒的直接损伤及机体免疫介导的损伤机制等。

HBV-GN 的治疗主要以抗病毒、抑制免疫复合物的沉积为主。证据表明，抗病毒药物的使用可以降低病毒载量，促进

HBeAg 血清学转换，对降低尿蛋白、保护肾功能有一定作用；但单用抗病毒治疗，患者需较长时间才能达到尿蛋白缓解，且存在耐药的可能，停药后易复发。另外，对于一部分患者，单用抗病毒治疗并不能有效缓解蛋白尿，考虑到 HBV-GN 的发病多有免疫因素的参与，通常还需要辅以免疫抑制治疗，如激素或免疫抑制剂。但对于 HBV-GN 患者，使用激素或免疫制剂的同时，不得不考虑到其对于肝脏及 HBV 的影响，在临床实践中，常与抗病毒药物联合使用。

病例点评

该患者乙肝病史 10 余年，未行系统检查及抗病毒抗纤维化治疗，乙肝病毒复制活跃，已发展至肝硬化腹水。慢性乙型肝炎发展到肝硬化是一个缓慢、隐匿进展的过程，期间患者可以没有明显的不适症状，直至发展至肝硬化甚至是出现腹水或上消化道出血才就诊，从而延误治疗的最佳时机，故强调乙肝病毒感染的人群必须每半年行一次肝功能、乙肝五项、乙肝病毒定量、肝纤维化指标、肝癌标志物及腹部超声等检查，及时发现病情变化并予及时治疗。

该患者近 20 天出现泡沫尿及双下肢水肿，24 小时尿蛋白定量高达 8 g，血白蛋白低至 10 g/L，临床肾病综合征诊断成立。肾脏病理显示非典型膜性肾病，乙肝病毒抗原标志物阳性，结合病史，乙肝病毒相关性肾炎（HBV-GN）诊断明确。HBV-GN 的治疗首先强调应用强效低耐药的对肾脏不良反应小的核苷类似物抗病毒治疗，待乙肝病毒定量小于检测值下限、

笔记

肝、肾功能稳定、肝硬化并发症缓解、Child-Pugh 分级为 A 级时，若仍存在大量蛋白尿，可考虑应用免疫抑制剂，同时密切检查肝肾功能、细胞免疫功能、乙肝病毒指标及肝癌标志物，严防肝肾疾病进展。失代偿期肝硬化患者慎用激素等免疫抑制剂。

参考文献

1. SIM J J，BATECH M，HEVER A，et al. Distribution of biopsy—proven presumed primary glomerulonephropathies in 2000-2011 among a racially and ethnically diverse US population[J].Am J Kidney Dis，2016，68（4）：533-544.

2. 王瑞石，刘志红，陈燕，等. 肾小球膜性病变的病因分析及流行病学特点 [J]. 肾脏病与透析肾移植杂志，2006，15（5）：416-421.

3. 中华内科杂志编委会. 乙型肝炎病毒相关性肾炎座谈会纪要 [J]. 中华内科杂志，1990，29：519-521.

4. 黎志良，金凌印 . 乙型肝炎病毒相关性肾病的临床特征 [J]. 肝脏，2012，17（8）：605-607.

5. SUN I O，HONG Y A，PARK H S，et al. Experience of anti-viral therapy in hepatitis B-associated membranous nephropathy，including Lamivudine-resistant strains[J].Korean J Intern Med，2012，27（4）：411-416.

6. YANG Y F，XIONG Q F，ZHAO W，et al. Complete remission of hepatitis B virus-related membranous nephropathy after entecavir monotherapy[J].Clin Res Hepatol Gastroenterol，2012，36（5）：e89-e92.

（刘增利　康玮玮　马洪波）

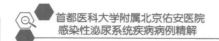
病例 2　慢性乙型肝炎伴发 I 期膜性肾病

病历摘要

【基本信息】

患者，男，26 岁。主诉：双下肢水肿 1 个月。1 个月前患者无明显诱因出现双下肢中度可凹性水肿，20 天前就诊于河北某医院，完善检查：乙肝表面抗原、e 抗原、核心抗体阳性，HBV-DNA 7.56×10^7 IU/mL，谷丙转氨酶 27.9 U/L，谷草转氨酶 72.8 U/L，总胆固醇 12.35 mmol/L，甘油三酯 2.66 mmol/L，24 小时尿蛋白定量 8.05 g，血清白蛋白 16 g/L，诊断为慢性乙肝、肾病综合征，给予阿昔莫司、阿司匹林、恩替卡韦等药物口服治疗。2 天前着凉后出现发热，体温最高达 40℃，伴畏寒、寒战、鼻塞、流涕、咳嗽、咳痰，自服布洛芬退热后来我院。

【体格检查】

血压 120/60 mmHg，心率 70 次 / 分。神清，精神可，皮肤、巩膜无黄染，双肺呼吸音粗，未闻及明显干湿性啰音，心律齐，心音可，各瓣膜听诊区未闻及心脏杂音，腹平软，无压痛、反跳痛及肌紧张，肝脾肋下未触及，移动性浊音阳性，周身水肿。

【辅助检查】

白细胞 5.11×10^9/L，红细胞 5.03×10^{12}/L，血红蛋白 160 g/L，

血小板 137×10^9/L，中性粒细胞百分率 76%。丙氨酸氨基转移酶 35.8 U/L，天门冬氨酸氨基转移酶 106 U/L，总胆红素 4.9 μmol/L，白蛋白 13.3 g/L，甘油三酯 1.28 mmol/L。尿素氮 12.61 mmol/L，肌酐 129.8 μmol/L，肾小球滤过率 65.01 mL/（min·1.73 m²）。凝血项正常。$CD4^+$ T 淋巴细胞 288/μL。尿常规：比重 1.039，酸碱度 6，隐血（++），蛋白质（+++），葡萄糖（−），酮体（−），管型 50.01/μL。尿特种蛋白：尿转铁蛋白 645 mg/L，尿免疫球蛋白 G 737 mg/L，尿微量白蛋白 6110 mg/L，尿 $α_1$- 微球蛋白 278 mg/L，尿 $β_2$- 微球蛋白 2.27 mg/L。24 小时尿蛋白定量 14.692 g。自身抗体系列阴性。乙型肝炎表面抗原、e 抗原、核心抗体阳性。HBV-DNA 定量 1.22×10^5 IU/mL。胸部 CT：右肺下叶炎症，双侧少量胸腔积液。腹部超声：肝右叶不均质回声结节性质待定，弥漫性肝病表现，脾大，胆囊壁水肿，腹水大量。泌尿系统超声：右侧肾大小为 121 mm×49 mm，实质厚 25 mm，左侧肾大小为 125 mm×48 mm，实质厚 19 mm，双侧肾实质回声稍强，实质与集合系统分界尚清晰。双侧肾血管超声未见明确异常。肾穿刺活检，病理结果回报（图 2-1）：免疫荧光：IgG（++），IgA（−），IgM（+），C3（++），C1q（−），FRA（−），Alb（−），HBsAg（−），HBcAg（±）毛细血管壁颗粒样沉积。光镜下肾活检组织可见 18 个肾小球，肾小球基底膜空泡变性，上皮下嗜复红蛋白沉积，肾小管上皮细胞空泡及颗粒状变性。肾间质及小动脉无明显病变。病理诊断符合 I 期膜性肾病。

9

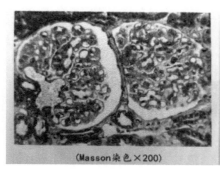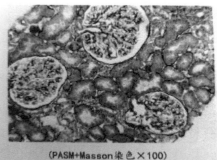

（Masson染色×200）　　　　　（PASM+Masson染色×100）

图 2-1　肾穿刺活检病理结果

【诊断】

原发性肾病综合征（Ⅰ期膜性肾病）CKD 2 期，慢性乙型病毒性肝炎（轻度）。

【治疗】

治疗方法包括：①予以低盐、低脂、优质低蛋白饮食，注意休息，避免感染；②患者乙肝病毒复制活跃，予恩替卡韦 0.5 g、每日 1 次抗病毒，以及保肝、抗纤维化治疗；③给予适当补充白蛋白、利尿等对症治疗缓解水钠潴留症状；④予调脂治疗，同时予以低分子肝素＋双嘧达莫抗凝治疗，预防血栓栓塞性疾病；⑤患者乙肝病毒复制活跃，出院时 HBV-DNA 仍大于 1000 IU/mL，考虑到肾病治疗的安全性，暂未予以免疫抑制治疗。建议观察半年，然后评估乙肝病毒复制情况，制定肾病治疗方案。

【随访】

随诊 1 年后，患者周身水肿及多浆膜腔积液消失，监测肝功能正常，HBV-DNA ＜ 100 IU/mL，血清白蛋白 35 g/L，尿素 3.27 mmol/L，肌酐 48.1 μmol/L，肾小球滤过率 143.45 mL/

（min·1.73 m^2）。24 小时尿蛋白定量 2.1 g，甘油三酯及胆固醇降至正常，未予以免疫抑制治疗。

病例分析

患者入院初乙肝病毒复制活跃，慢性乙型肝炎诊断明确。合并低白蛋白血症、大量蛋白尿、严重水肿、高脂血症，符合肾病综合征诊断标准。结合患者肾穿刺病理考虑 I 期膜性肾病诊断明确，但肾穿刺病理免疫荧光提示 HBcAg（±），故不能完全除外乙型肝炎病毒相关性肾病。

膜性肾病是导致成年人肾病综合征最常见的肾病病理类型，占成人肾病综合征的 20% ～ 37%，约 1/3 患者最终发展为终末期肾脏疾病。膜性肾病中 75% ～ 80% 为原发性膜性肾病，20% ～ 25% 为继发性膜性肾病或称不典型膜性肾病。原发性膜性肾病多与抗磷脂酶 A2 受体抗体相关，PLA2R 是原发性膜性肾病的特异性抗原，血清中 PLA2R 抗体诊断原发性膜性肾病的敏感性为 69%，特异性达到 99%，在继发性膜性肾病中几乎检测不到。继发性膜性肾病，继发于很多系统性疾病，如系统性红斑狼疮、类风湿性关节炎、乙肝病毒感染，以及药物、毒物、肿瘤或环境等因素。膜性肾病特征性的病理学改变是肾小球毛细血管袢上皮侧可见大量免疫复合物沉积。一般认为，原发性膜性肾病表现为弥漫性肾小球基膜增厚及上皮下颗粒状的免疫复合物 IgG 沉积，不引起肾小球固有细胞增生和炎症浸润，但中晚期可以出现系膜增生，导致节段性或者球性硬化，有时还可伴有少量 IgM、IgA 甚至 C1q 沉积；而继发性膜性肾

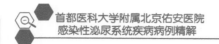

病常伴有系膜细胞增生、炎细胞浸润及系膜区免疫复合物的沉积。

原发性膜性肾病的治疗包括对症治疗和免疫治疗。对症治疗是原发性膜性肾病基本的治疗方法，包括休息、利尿、消肿、控制血压和血脂、限制蛋白质的摄入等。其中，血管紧张素转换酶抑制剂／血管紧张素受体拮抗剂 [（angiotensin converting enzyme inhibitor，ACEI）/（angiotensin receptor blocker，ARB）] 是首选的治疗药物，其不仅能降低 I 期膜性肾病患者的血压，还能降低蛋白尿。另外，国内约 36% 原发性膜性肾病患者伴有静脉血栓，因此该类患者应适时接受抗凝治疗。原发性膜性肾病的免疫治疗方案众多，主要包括糖皮质激素治疗、常规免疫抑制剂联合糖皮质激素治疗、抗代谢类药物治疗、单克隆抗体治疗及中医药治疗等。原发性膜性肾病患者的预后差异较大，影响预后的因素包括年龄、性别、持续性蛋白尿、发病时肾小球滤过率降低、抗 PLA2R 抗体滴度持续升高等。其中，持续性蛋白尿被认为与肾功能不全的风险增加有关。

📋 病例点评

该患者几乎是在发现大量蛋白尿的同时化验检查示乙肝表面抗原阳性，当时患者无任何肝病症状，考虑其为隐匿起病，乙肝病毒感染不止 20 余天，虽为肝功能正常的慢性乙肝，但考虑其 HBV-DNA 高水平复制伴蛋白尿，当时未做肾脏病理检查，临床考虑 HBV-GN 不除外及后期应用免疫抑制剂可能，故立即应用对肾脏影响小的核苷类似物抗病毒治疗是正确的。抗病毒治疗强调定点服药的原则，强调监测肝肾功能、乙肝五项、HBV-DNA 定量、肝纤维化指标、尿蛋白、腹部超声等，以便及时调整方案。

该患者肾脏病理主要表现为肾小球基底膜空泡变性，C1q（－），HBsAg（－），未提示系膜病变及炎细胞浸润，结合临床表现首先考虑原发性膜性肾病引起的肾病综合征，而继发性膜性肾病常伴有系膜细胞增生、炎细胞浸润及系膜区免疫复合物的沉积。但患者 HBV-GN 不能完全除外：HBV-GN 以膜性肾炎及膜增生性肾炎多见，临床表现可为肾炎综合征、肾病综合征等。该患者临床表现为肾病综合征，肾脏病理为膜性肾病，免疫荧光 HBcAg（±），结合血清 HBsAg（＋），乙肝病毒复制活跃，故 HBV-GN 不能完全除外。

该患者 24 小时尿蛋白定量高达 14.692 g，血白蛋白低至 13.3 g/L，伴高脂血症，治疗上应限盐、限水、低脂饮食，摄入精蛋白，但应限单次及每日蛋白总入量；管控血压血脂；可应用 ACEI/ARB 及中药保肾降尿蛋白。考虑该患者乙肝病毒复制尚未得到完全控制且病理类型为膜性肾病，故未用免疫抑制剂治疗。膜性肾病免疫治疗方案及其疗效评价一直存在争议，总体认为单独应用糖皮质激素（以下简称激素）无效，而应用激素＋环磷酰胺或环孢素 A 治疗，能使部分患者达到临床缓解。对于疗效的期望不一定追求达到完全缓解（尿蛋白量≤ 0.3 g/d），部分缓解（尿蛋白≤ 3.5 g/d 或尿蛋白下降＞ 50%，血清白蛋白＞ 30 g/L）同样也能有效地改善患者的预后。

参考文献

1. SIM J J，BATECH M，HEVER A，et al. Distribution of biopsy-proven presumed primary glomerulonephropathies in 2000-2011 among a racially and ethnically diverse US population[J].Am J Kidney Dis，2016，68（4）：533-544.

2. COUSER W G. Primary membranous nephropathy[J].Clin J Am Soc Nephrol，2017，12（6）：983-997.

3. HU S L，WANG D，GOU W J，et al. Diagnostic value of phospholipase A2 receptor in idiopathic membranous nephropathy：a systematic review and meta-anaiysis[J]. J Nephrol，2014，27（2）：111-116.

4. 潘阳彬，万建新 . 原发性膜性肾病的诊治进展 [J]. 世界临床药物，2018，39（2）：73-79.

5. DAHAN K，DEBIEC H，PLAISIER E，et al.Rituximab for severe membranous nephropathy：a 6-month trial with extended follow-up[J].J Am Soc Nephrol，2017，28（1）：348-358.

6. Kidney Disease：Improving Global Outcomes（KDIGO）Glomerulonephritis Work Group.KDIGO clinical practice guideline for glomerulonephritis[J].Kidney Int Suppl，2012，2（2）：139-274.

7. JAJG V D B，RUGGENENTI P，CHIANCA A，et al.Safety of rituximab compared with steroids and cyclophosphamide for idiopathic membranous nephropathy[J].J Am Soc Nephrol，2017，28（9）：2729-2737.

（冯丽丽　康玮玮　马洪波）

病例 3 乙肝肝硬化伴发系膜增生型 IgA 肾病

病历摘要

【基本信息】

患者，男，33 岁。主诉：肝硬化 3 年余，尿中泡沫增多 10 天。4 年前无诱因呕暗红色血液，伴有血块，无腹痛、发热，于当地医院住院，化验检查乙肝表面抗原阳性，其他检查不详，诊断为"上消化道出血"，予内科止血治疗，出血停止后出院，开始口服恩替卡韦抗病毒治疗。3 年前再次无诱因出现黑便，当地医院胃镜提示胃底静脉曲张，行胃底组织胶注射治疗 2 次。2 年前无诱因呕暗红色血液，量约 100 mL，伴柏油样便，量约 1000 mL，在当地医院内科止血后行"全麻下脾切除＋门脐静脉断流术"，术后口服华法林抗凝治疗半年，肝功能稳定，肾功能正常。10 天前无明显诱因出现尿中泡沫增多，无发热、皮疹、腰痛、关节疼痛、尿少等症状，当地医院化验尿蛋白（＋＋＋），尿潜血（＋＋），为进一步诊治入我院。既往无高血压病史，近 2 周血压升高，最高达 140/100 mmHg，无头晕、头痛，未服用降压药。无饮酒史，无肝病家族史等其他病史。

【体格检查】

血压 142/98 mmHg，神清，精神可，皮肤、巩膜无明显黄染，双肺呼吸音清，未闻及干湿性啰音，心律齐，心音可，各瓣膜区未闻及病理性杂音，腹平软，肝肋下未触及，腹部可见手术瘢痕，移动性浊音可疑，双下肢轻度可凹性水肿。

【辅助检查】

尿常规：尿比重 1.016，酸碱度 6，潜血（++），尿蛋白（++）。尿特种蛋白：转铁蛋白 125 mg/L，免疫球蛋白 G 244 mg/L，微量白蛋白 2300 mg/L，α_1-微球蛋白 30.7 mg/L，β_2-微球蛋白 2.36 mg/L。24 小时尿蛋白定量：5.367 g。乙肝五项：乙肝表面抗原、e 抗体、核心抗体阳性，乙肝病毒载量 < 100 IU/mL。血常规：白细胞 7.77×10^9/L，红细胞 4.67×10^9/L，血红蛋白：144 g/L，血小板 331×10^9/L。谷丙转氨酶 26.4 U/L，谷草转氨酶 22.4 U/L，总胆红素 14.3 μmol/L，白蛋白 31 g/L；肌酐 127.5 μmol/L，肾小球滤过率 63.24 mL/（min·1.73 m²），尿素 9.1 mmol/L，尿酸 419.9 μmol/L，血钾 4.49 mmol/L，血钠 144.8 mmol/L，甘油三酯 1.78 mmol/L，总胆固醇 2.9 mmol/L。特种蛋白：免疫球蛋白 G 11.2 g/L，免疫球蛋白 A 2.72 g/L，免疫球蛋白 M 1.49 g/L。泌尿系统超声：右侧肾大小为 100 mm×41 mm，实质厚 14 mm，左侧肾大小为 121 mm×58 mm，实质厚 14 mm。右侧肾可见 13 mm 无回声区，边界清。双侧肾形态大小尚可，肾内结构清晰，双侧肾实质回声增强。提示双侧肾实质弥漫性病变，右侧肾囊肿。肾血管超声未见明显异常。腹部＋盆腔增强 CT 检查：①肝硬化可能，脾切除术后改变，侧支循环形成；②右侧肾复杂性囊肿可能。电子胃镜检查：食管静脉曲张（轻度），门脉高压性胃病伴糜烂，反流性食管炎。肾穿刺病理：肾穿组织可见 14 个

肾小球，3个小球缺血性硬化，2个小球节段硬化，其余小球系膜细胞和基质轻度弥漫性增生，节段加重，系膜区可见嗜复红蛋白沉积，肾小管上皮细胞颗粒变性，约15%肾小管萎缩，约15%肾间质纤维化，灶状淋巴和单核细胞浸润，小动脉壁增厚。HBsAg（－），HBcAg（－）。免疫荧光：IgG（－），IgA（+++），IgM（++），Fib（+），C1q（－）在系膜区呈团块状、毛细血管襻呈颗粒状沉积。检查符合系膜增生型IgA肾病表现。

【诊断】

原发性肾病综合征（系膜增生型IgA肾病），慢性肾脏病CKD 2期；乙型肝炎肝硬化失代偿期，食管静脉曲张，门脉高压性胃病伴糜烂，胃底组织胶术后，脾切除＋门脐静脉断流术后；高血压病2级（中危组）。

【治疗】

疗方法包括：①恩替卡韦0.5 g，每晚1次口服，抗病毒，并予以抗纤维化治疗；②缬沙坦降压，联合黄葵胶囊降低尿蛋白；③予以抗凝、调脂及对症治疗；④适当补充血清白蛋白及应用利尿药改善水钠潴留症状。经上述治疗患者乙肝控制好，但仍有明显蛋白尿，拟予以泼尼松龙0.5 mg/（kg·d）联合吗替麦考酚酯（骁悉）治疗肾病综合征，但患者及其家属恐惧免疫抑制剂不良反应，拒绝使用激素及免疫抑制剂治疗，监测24小时尿蛋白下降至2.6 g出院。

【随访】

患者出院后回当地随诊，3个月后复查肝肾功能稳定，24小时尿蛋白定量波动于3～5 g，仍维持黄葵胶囊联合缬沙坦治疗。

病例分析

本例患者为乙肝肝硬化基础病，此次入院检查符合低白蛋白血症、大量蛋白尿、水肿表现，诊断肾病综合征明确。分析病因：①肝硬化相关肾小球硬化症；②原发性肾小球肾炎；③乙肝病毒相关性肾炎。患者抗病毒治疗时间长，且病毒持续小于检测下限，为不支持点。最终通过肾穿刺病理明确诊断系膜增生型 IgA 肾病。

IgA 肾病是最为常见的一种原发性肾小球疾病，是指肾小球系膜区以 IgA 或 IgA 沉积为主，伴有或不伴有其他免疫球蛋白在肾小球系膜区沉积的原发性肾小球病。其临床表现为反复发作性肉眼血尿或镜下血尿，可伴有不同程度的蛋白尿，部分患者可以出现严重高血压或者肾功能不全。IgA 肾病分为原发性和继发性，原发性 IgA 肾病是世界上最常见的原发性肾小球疾病，在我国占肾活检患者的 30% ～ 40%。IgA 肾病是一种进展性疾病，是我国终末期肾病的首要原因，占 20% ～ 40%，其病程多在 10 ～ 20 年不等。其诊断主要依靠肾组织病理。

在 IgA 肾病中，继发性因素包括：过敏性紫癜、病毒性肝炎、肝硬化、系统性红斑狼疮、类风湿性关节炎、混合性结缔组织病等；一般情况下，肾脏免疫病理表现为肾小球系膜区有 IgA 沉积的疾病，只要有继发因素存在，首先考虑继发性 IgA 肾病。

IgA 肾病的治疗中，针对大量蛋白尿的治疗根据指南推荐首选 ACEI/ARB 类药物，若 24 小时尿蛋白仍大于 1 g，可给予糖皮质激素治疗，剂量 0.6 ～ 1.0 mg/（kg·d），4 ～ 8 周后酌情减量，疗程 6 ～ 12 个月。若有激素禁忌证或者对激素反应不佳，可联合免疫抑制剂。

有研究观察到激素治疗 IgA 肾病与较高风险的不良事件相关，其中包括消化道出血，该患者既往曾有消化道出血病史，再次出血的风险增加。临床报道显示，在肝炎肝硬化失代偿期，大部分患者免疫功能严重受损，库普弗细胞杀伤力急剧下降，对内源性、外源性病原体抵抗能力显著减弱，使用糖皮质激素，将大大增加患者感染的概率。所以，对肝硬化合并 IgA 肾病患者的治疗比较棘手，目前临床没有足够的数据可以借鉴。中华医学会肾脏病学分会在 2011 年出版的肾脏病学指南中指出，IgA 肾病合并大量蛋白尿、高血压、肾功能异常，提示病情容易进展。该患者未采取激素联合免疫抑制剂治疗方案，但其患有乙肝后肝硬化合并 IgA 肾病，既往曾有消化道出血病史，且合并高危因素，均提示患者预后差。

📋 病例点评

该患者于 33 岁发现肝病时已进展为失代偿期乙肝肝硬化，至此才开始抗病毒治疗，病程中反复出现上消化道出血，多次胃镜下治疗并行脾切除，病情进展快，与其未规律就诊及未尽早抗病毒等综合治疗有关。目前以保肝、抗病毒、抗纤维化、对症支持、预防肝脏肿瘤发生等综合治疗为主，因患者已出现肾损伤，抗病毒治疗应选择对肾损伤较小的核苷类似物，强调健康宣教、按时服药和规律复诊的重要性，及时调整治疗方案。

患者近期出现肾脏损伤，因其长期乙肝病毒感染并已经发展为失代偿期肝硬化，我们一度考虑乙肝病毒相关性肾炎及肝硬化相关性肾小球硬化症可能，后肾脏病理为系膜增生型 IgA 肾病，HBsAg（−），HBcAg（−），C1q（−），最终诊断倾向于原发性肾病综合征。治疗上除了限水、限盐、利尿、控制血压外，予以中药及 ARB 类药物保肾减少尿蛋白，因其 24 小时尿蛋白定量高达 5 g，结合肾病理结果及肝硬化基础，考虑应用小剂量糖皮质激素联合吗替麦考酚酯控制病情，虽患者家属因担心药物不良反应而最终未用，但若同意使用，我们也会密切观察激素等免疫抑制剂的不良反应，监测乙肝病毒复制指标、肝功能、肝纤维化指标、肾功能、尿蛋白、凝血指标、肿瘤指标等，随时调整方案。

参考文献

1. LEE S M，RAO V M，FRANKLIN W A，et al. IgA nephropathy：morphologic predictors of progressive renal disease [J]. Human Pathology，1982，13（4）：314-322.

2. 吴敏. 糖皮质激素治疗 IgA 肾病的研究进展 [J]. 国际泌尿系统杂志，2019，39（1）：180-182.

3. 中华医学会肾脏病学分会. 临床诊疗指南 - 肾脏病学分册 [M]. 北京：人民卫生出版社，2011.

4. XIE J，KIRYLUK K，WANG W，et al. Predicting progression of iga nephropathy：new clinical progression risk score[J]. PLoS One，2012，7（6）：e38904.

5. HAAS M. Histologic subclassification of IgA nephropathy：a clinicopathologic study of 244 cases[J]. American Journal of Kidney Diseases the Official Journal of the National Kidney Foundation，1997，29（6）：829-842.

6. 陈玲，吴小燕. IgA 肾病临床诊治指南（解读）[J]. 临床内科杂志，2015（5）：358-360.

（刘增利　康玮玮　马洪波）

病例 4　慢性乙型肝炎伴发糖尿病肾病

病历摘要

【基本信息】

患者，男，37岁。主诉：泡沫尿2年，肝病史10个月，肾功能异常2天。现病史：2年前无明显诱因出现双下肢轻度可凹性水肿，右下肢明显，水肿间断出现，伴尿中泡沫增多，休息后可缓解，未诊治。10个月前于我院门诊，化验肝功能基本正常，肌酐 74 μmol/L，白蛋白 35.7 g/L，糖化血红蛋白 10.3%，24小时尿蛋白定量 1.78 g，乙肝表面抗原、e抗体、核心抗体阳性，乙肝病毒定量 4.17×10^8 IU/mL，泌尿系统超声未见明显异常，尿蛋白（＋），尿潜血（＋），血肌酐 66 μmol/L，血白蛋白 37.2 g/L，给予恩替卡韦 0.5 mg，每日1次口服抗病毒治疗，控制血糖，并给予黄葵胶囊、氯沙坦治疗，监测血肌酐 70～95 μmol/L，5个月后乙肝病毒定量低于 100 IU/mL。2天前于我院就诊，化验：肝功能正常，血白蛋白 32.1 g/L，血糖 6.75 mmol/L，尿素 8.73 mmol/L，肌酐 108 μmol/L，肾小球滤过率 75.16 mL/（min·1.73 m²），24小时尿蛋白定量 11.213 g。尿蛋白（＋～＋＋），尿潜血（－～＋）。既往糖尿病病史2年，餐后2小时血糖最高达 24 mmol/L，目前应用诺和灵 R 10 U、12 U、12 U 于三餐前皮下注射，平时空腹血糖波动在 8～10 mmol/L，餐后2小时血糖波动在 14～15 mmol/L。

【体格检查】

血压 156/109 mmHg，神志清，精神可，皮肤、巩膜无明显黄染，心肺无异常，腹软，无压痛，肝脾肋下未触及，腹水征阴性，双下肢无水肿。

【辅助检查】

血清白蛋白 32.4 g/L，尿素 9.36 mmol/L，肌酐 108 μmol/L，肾小球滤过率 75.16 mL/（min·1.73 m^2），尿酸 471.6 pmol/L，葡萄糖 4.56 mmol/L，甘油三酯 2.37 mmol/L；乙肝表面抗原、e 抗原、核心抗体阳性；尿比重 1.015，酸碱度 6.5，隐血（＋），蛋白质（＋＋）；尿转铁蛋白 267 mg/L，尿免疫球蛋白 G 248 mg/L，尿微量白蛋白 3120 mg/L，尿 α_1- 微球蛋白 35.1 mg/L，尿 β_2- 微球蛋白 0.82 mg/L；24 小时尿蛋白定量 13.077 g。腹部超声：弥漫性肝病表现、胆囊炎、右侧肾高回声，双侧肾动静脉超声目前未见明显异常。心脏超声：心内结构大致正常。眼科会诊提示糖尿病眼底病变Ⅲ～Ⅳ期。

肾脏病理（图 4-1）：肾活检组织可见 26 个肾小球，肾小球系膜细胞及基质轻至中度弥漫性增生，局灶节段重度加重伴内皮细胞增生，（Kimmelstie-Wilson，K-W）结节形成，肾小球基底膜弥漫性增厚，节段毛细血管祥微血管瘤样扩张，其中可见 1 个小细胞性新月体。肾小管上皮空泡及颗粒变性，灶状萎缩。肾间质灶状淋巴细胞及单核细胞浸润伴纤维化。小动脉管壁增厚伴玻璃样变，内膜纤维性增生硬化，管腔狭窄。病理诊断：符合结节型糖尿病肾小球硬化症（Ⅲ型），不除外合并 IgA 肾病，待电镜证实。免疫荧光：4 g，标本欠佳，IgG（－）、

IgA（++ ～ +++），IgM（+）、C3（±）、C1q（−）、FRA-Alb（−）、κ（±）、λ（++）、HBsAg（−）、HBcAg（−）、IgG1（−）、IgG2（−）、IgG3（−）、IgG4（−）系膜区颗粒样沉积。

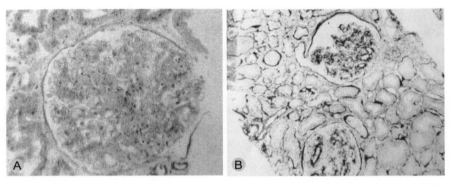

A. 肾穿刺病理光镜（PASM+Masson 染色 ×100）；B. 肾穿刺病理光镜（Masson 染色 ×200）

图 4-1　肾穿刺病理光镜

肾电子显微镜检查（图 4-2）：半薄切片示 2 块肾组织，可见 1 个肾小球。电镜观察示肾小球系膜细胞和基质轻至中度增生，以基质增生为主，节段重度加重伴硬化，系膜区少量小块状电子致密物沉积，基底膜弥漫性均质性增厚、内疏松层小

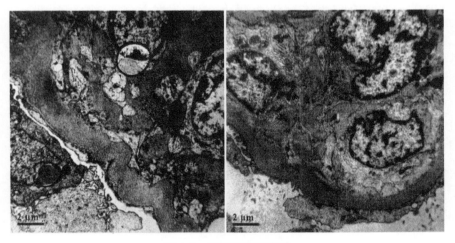

图 4-2　肾穿刺病理电镜

节段增宽，上皮细胞足突广泛融合，肾小管上皮空泡变性，溶酶体增多，部分萎缩；肾间质淋巴单核细胞及浆细胞浸润伴胶原纤维增生。电镜诊断：结合光镜及免疫荧光，符合结节型糖尿病肾小球硬化症（Ⅲ型）合并 IgA 肾病。

【诊断】

糖尿病肾病，结节型糖尿病肾小球硬化症（Ⅲ型）合并 IgA 肾病 G2 A3；慢性乙型病毒性肝炎（轻度）；2 型糖尿病，双眼糖尿病视网膜病变。

【治疗】

具体治疗包括：住院后完善化验检查；监测血糖，予以胰岛素调控患者血糖；给予黄葵胶囊、氯沙坦以改善尿蛋白漏出；给予恩替卡韦抗乙肝病毒治疗；并行肾脏穿刺术，术后病理回报示符合结节型糖尿病肾小球硬化症（Ⅲ型），不除外合并 IgA 肾病。经治疗后患者血糖水平下降，空腹、餐后血糖在 7 mmol/L、10 mmol/L 左右，水肿减轻，乙肝病毒水平 4×10^6 IU/mL，检测患者尿蛋白漏出有所改善。

【随访】

出院后继续按原方案治疗，曾经感冒、劳累后尿蛋白加重，出院 5 个月后检测患者 24 小时尿蛋白降至 4.386 g，水肿不明显，但是血清肌酐略有升高，达到 110 ~ 136 μmol/L，肝功能正常，乙肝病毒定量低于 100 IU/mL。

病例分析

患者为中青年男性，大量蛋白尿、低蛋白血症、高脂血症、高血压，诊断肾病综合征明确。患者血糖控制欠佳，糖尿病视网膜病变Ⅲ～Ⅳ期，尿蛋白大量漏出，考虑糖尿病肾病可能性大。但患者尿潜血阳性，发现糖尿病时间仅 2 年，不除外糖尿病肾病合并其他原发或继发肾小球肾炎的可能，而且患者合并乙型肝炎，也不除外乙型肝炎病毒相关性肾炎可能。糖尿病肾病（diabetic nephropathy，DN）是世界范围内终末期肾衰竭的主要原因之一。由于绝大多数接受肾活检的糖尿病患者表现出复杂的临床表现，病理学显示在肾活检中除了单纯的 DN 病变外，也容易发现重叠病变，有观察发现近半数以肾病综合征为表现的患者经活检证实非 DN。临床 DN 患者肾脏活检中发现的最显著和一致的病理变化是肾小球病变，尤其是弥漫性和结节性系膜扩张和肾小球基底膜增厚。弥漫性系膜扩张最早出现在糖尿病发病后的第 5 年，是最早通过光学显微镜观察到的变化。随着病情的发展，弥漫性系膜扩张在 DN 晚期逐渐发展为系膜基质结节堆积。这些结节性病变，也被称为 K-W 结节，可在约 25% 晚期 DN 患者中观察到。结节性病变和弥漫性病变是 DN 的两个阶段。与弥漫性系膜扩张患者相比，结节性糖尿病肾小球硬化患者出现更严重的肾损伤、更长的糖尿病持续时间和较差的肾预后。糖尿病发病后 2 ～ 8 年内可观察到 GBM 增厚，这是一种早期病变，可通过电子显微镜（electron microscope，EM）检测和测量。正常情况下，DN 患者的免疫

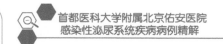

复合物和明显的补体均不能被 IF 和 EM 检测到。如果肾小球中有多种典型沉积，如由中频形成的免疫球蛋白颗粒／块状模式或由电磁产生的电子密集产生的沉积，则通常表明是叠加的非糖尿病肾病。在中国，IgA 肾病是肾脏活检中发现的最常见的病理类型，其次是膜性肾病、系膜增生性肾小球肾炎、高血压性肾硬化、肾损伤、微小病变性肾病、局灶性节段性肾小球硬化和新月体肾小球肾炎。

本例患者虽然发现糖尿病仅 2 年，但是已经出现血清肌酐升高，病理呈现结节型糖尿病肾小球硬化（Ⅲ型），而且合并 IgA 肾病，发展快，预后较差。

病例点评

患者为慢性乙型肝炎，病程中 HBV-DNA 阳性，乙肝病毒复制活跃传染性强，结合患者糖尿病基础合并大量蛋白尿，曾考虑乙肝病毒相关性肾炎不能完全除外，予以 ETV 抗病毒治疗，目前 HBV-DNA 转阴，乙肝病毒复制得以控制。后续应持续抗病毒治疗，定期复查肝功能、乙肝五项、乙肝病毒定量、肝纤维化指标、肝癌标志物、肝脏弹性测定、腹部超声等，随时调整治疗方案。

患者有糖尿病病史、大量蛋白尿、糖尿病眼底病变，结合肾脏病理，诊断糖尿病肾脏病（diabetic kidne disease，DKD）成立。DKD 早期仅见肾小球肥大，而后才逐渐出现糖尿病肾小球硬化症表现，患者虽自诉只有 2 年糖尿病病史，但肾脏病理示结节型糖尿病肾小球硬化症，考虑糖尿病病史不止 2 年，血糖一直处于异常状态而不知，导致肾损伤等并发症的发生和发展。DKD 无特效治疗方法，可限制食盐及蛋白质摄入，控制血糖、纠正血脂异常；予以 ACEI/ARB 及保肾中药控制尿蛋白。患者虽存在大量蛋白尿，但有糖尿病及病毒性肝炎基础，考虑肾脏病理表现，未应用糖皮质激素等免疫抑制剂。该病例提示定期体检、早期发现糖尿病及控制血糖防止并发症发生的重要性。

患者有乙肝病毒感染，且一度乙肝病毒复制活跃，而其出现尿蛋白在先，发现乙肝病毒感染在其后，考虑乙肝病毒呈隐匿感染时可无明显症状，仅能在体检时被发现，故该患者乙肝病毒感染时间也许更长，因此，临床曾考虑乙肝病毒相关性肾炎的可能。虽患者应用抗病毒药治疗 5 个月后 HBV-DNA 转阴，病毒复制得以遏制，可仍然存在大量蛋白尿，且较之前尿蛋白排出更多并伴表皮生长因子受体（epidermal growth factor receptor，eGFR）下降，再结合糖尿病病史、糖尿病眼底病变、肾脏病理，最终不考虑乙肝病毒相关性肾炎。

参考文献

1. ZOU W，WANG H. Pathology of Renal Biopsy[M]. 2nd. Beijing：Peking University Medical Press，2009.

2. MAEZAWA Y，TAKEMOTO M，YOKOTE K. Cell biology of diabetic nephropathy：roles of endothelial cells， tubulointerstitial cells and podocytes[J]. Journal of Diabetes Investigation，2015，6（1）：3-15.

3. NAJAFIAN B，ALPERS C E，FOGO A B. Pathology of human diabetic nephropathy[J]. Contrib Nephrol，2011，170：36-47.

4. POURGHASEM M，SHAFI H，BABAZADEH Z. Histological changes of kidney in

笔记

diabetic nephropathy[J]. Caspian Journal of Internal Medicine，2015，6（3）：120-127.

5. TERVAERT T W，MOOYAART A L，AMANN K，et al. Pathologic classification of diabetic nephropathy[J]. Journal of the American Society of Nephrology，2010，21（4）：556-563.

6. HONG D，ZHENG T，JIA-QING S，et al. Nodular glomerular lesion：a later stage of diabetic nephropathy? [J]. Diabetes Research and Clinical Practice，2007，78（2）：189-195.

7. FIORETTO P，MAUER M. Histopathology of diabetic nephropathy[J]. Seminars in Nephrology，2007，27（2）：195–207.

8. GILBERT R E，COOPER M E. The tubulointerstitium in progressive diabetic kidney disease：more than an aftermath of glomerular injury? [J]. Kidney International，1999，56（5）：1627-1637.

9. FIORENTINO M，BOLIGNANO D，TESAR V，et al. Renal biopsy in 2015–from epidemiology to evidence-based indications[J]. American Journal of Nephrology，2016，43（1）：1-19.

（赵　曼　王冬梅　马洪波）

病例5　肝移植术后伴发肾损伤

病历摘要

【基本信息】

患者，男，50岁。主诉：肝移植术后7年，双下肢水肿，腹胀10余天。现病史：患者于7年前因"酒精性肝硬化、肝肾综合征"在我院治疗，期间患者反复出现肝性脑病、腹水等并发症，化验血肌酐最高可达200 μmol/L，尿蛋白（−），考虑"肝肾综合征"，予以特利加压素、补充白蛋白及对症支持治疗后血肌酐下降至110 μmol/L左右；因患者反复出现肝性脑病、腹水等并发症行肝移植；术后予以他克莫司1 mg、甲泼尼龙60 mg，每12小时各1次以抗排异反应；患者于术后第2天出现腹腔出血，行剖腹探查止血术；患者术后第3天无尿，血肌酐最高177 μmol/L，行连续血液滤过和间断血液滤过，患者尿量逐渐增多，血肌酐逐渐降至正常；患者术后逐步调整抗排异药物，近1年余口服西罗莫司1 mg，每日1次；近1年监测肝功能较为稳定，血肌酐波动在90～120 μmol/L，尿蛋白（＋～＋＋）。患者入院10天前无明显诱因出现双下肢、眼睑重度凹陷性水肿，晨轻暮重，自诉尿量减少（具体量不详），无发热、恶心、呕吐、腹泻，于我院门诊予以利尿对症治疗，患者尿量有所增加，水肿较前有所消退；入院3天前化验血生化示肌酐172.9 μmol/L，肾小球滤过率38.84 mL/（min·1.73 m²），尿蛋白（++），测血压最高达 240/140 mmHg，为进一步诊治收入我科。既往体健，无高血压病史、糖尿病病史。

【体格检查】

血压 180/120 mmHg，神志清，精神尚可，面色晦暗，双肺呼吸音稍粗，右下肺呼吸音稍低，未闻及明显干湿性啰音，心律齐，未闻及明显杂音，腹软，腹部可见手术瘢痕，无压痛或反跳痛，肝脾未触及，腹水可疑，双下肢中度水肿。

【辅助检查】

全血细胞分析：白细胞 4.43×10^9/L，血红蛋白 133 g/L，血小板 122×10^9/L，中性粒细胞百分率 59.6%。血生化：白蛋白 34 g/L，总胆固醇 7.95 mmol/L，尿素 10.67 mmol/L，肌酐 172.9 μmol/L，肾小球滤过率 38.84 mL/（min·1.73 m^2），尿酸 427.4 μmol/L，葡萄糖 7.43 mmol/L，甘油三酯 1.94 mmol/L，高密度脂蛋白胆固醇 2.47 mmol/L，低密度脂蛋白胆固醇 4.44 mmol/L；乙肝五项均阴性。尿液化验：比重 1.009，酸碱度 7，潜血（－），蛋白质（++）。尿特种蛋白：尿转铁蛋白 69.6 mg/L，尿免疫球蛋白 G 532 mg/L，尿微量白蛋白 l450 mg/L，尿 α_1- 微球蛋白 53.5 mg/L，尿 β_2- 微球蛋白 22.4 mg/L。24 小时尿蛋白定量：5.429 g。腹部超声：肝移植术后、脂肪肝、脾大、脾静脉增宽、侧支循环形成、双侧肾弥漫性病变、左侧肾囊肿、双侧肾动脉血管超声未见明显异常。胸部 CT：双肺炎症伴双侧胸腔积液、心包腔少量积液、动脉硬化。眼科会诊：符合 3 级高血压眼底改变。肾穿刺病理回报：可见 12 个肾小球，7 个肾小球缺血性硬化，其余系膜细胞和基质轻

笔记

至中度节段增生，小管上皮颗粒及空泡变性，70% 肾小管萎缩，70% 肾间质纤维化，符合慢性肾小管间质性肾病伴局灶节段增生性肾小球肾炎。

【诊断】

药物性肾损伤（慢性肾小管间质性肾病伴局灶节段增生性肾小球肾炎），CKD 3b 期，肾性高血压；肝移植术后。

【治疗】

予以健康宣教、降压对症治疗。本拟予小剂量糖皮质激素 0.3 ～ 0.5 mg/（kg·d）联合免疫抑制剂（目前西罗莫司 1 mg/d）治疗，但因患者本人对糖皮质激素应用存在顾虑，故未应用糖皮质激素，继续西罗莫司 1 mg、每日 1 次抗排异反应，加用黄葵胶囊改善尿蛋白，病情好转出院。

【随访】

2 个月后复查 24 小时尿蛋白定量下降至 2.46 g，肝功能基本正常，血肌酐 227.6 μmol/L，肾小球滤过率 27.9 mL/（min·1.73 m²）。

病例分析

这是一例比较典型的肝移植后肾损伤患者，肝移植术后肾损伤主要包括急性肾损伤（acute kidney injury，AKI）和慢性肾损伤（chronic kidney injury，CKD），该患者兼而有之。AKI 平均发生率约 60%，主要表现为肾功能快速下降及代谢废物蓄积，AKI 越严重，患者病死率越高，需要肾脏替代治疗的患者病死率高达 54%。根据 KDIGO 指南，具备以下任意 1 条，即可诊断 AKI：① 48 小时内血清肌酐（serum creatinine，Scr）升高至 26.5 μmol/L 以上；② 7 天内 Scr 上升 1.5 倍基线值以上；③连续 6 小时尿量小于 0.5 mL/（kg·h）。该患者具备以上 3 条。肝移植术后 AKI 的危险因素包括以下几种情况。①术前：肾小球滤过率小于 60 mL/（min·1.73 m²）或 Scr 高于 132 μmol/L；肝肾综合征；低蛋白血症；高 MELD 评分；肿瘤；糖尿病；肝性脑病。②术中：麻醉诱导期血流动力学不稳定，使用血管活性药物；术中大量出血和输血；术中少尿；手术时间过长，供体为心死亡器官捐献；经典式较背驮式 AKI 发生率更高。③术后：血容量不足；移植物功能恢复延迟或原发性无功能；药物 [钙调磷酸酶抑制剂（calcineurin inhibitor，CNIs）、核苷类抗 HBV 药物]；感染；造影剂；低蛋白血症；羟乙基淀粉和不限氯液体复苏。该患者在肝移植手术前存在肝肾综合征，围手术期出现腹腔出血，出现无尿、肌酐升高等急性肾损伤；经血液滤过等治疗，肾功能恢复正常。

CKD 也是肝移植后常见并发症，大部分生存时间为半年以上，患者具有不同程度的肾损伤。据文献报道肝移植术后发生率为 17% ～ 80%，我国肝移植术后 5 年 CKD 发生率为 17.3%，随着术后时间延长，肾损伤相关病死率逐年升高。其中，长期应用 CNIs 是术后 CKD 最常见的危险因素，以他克莫司为代表的钙调磷酸酶抑制剂对开展肝移植具有里程碑式的意义，但所导致的肾功能损伤严重影响受者的长期存活。有研究认为他克莫司与西罗莫司联用会加重钙调磷酸酶抑制剂的肾损伤，该患者手术后使用他克莫司抗排异反应，后改用西罗莫司抗排异反应，在他克莫司向西罗莫司过渡的过程中曾两药联用。西罗莫司是近年来在临床上较为常用的、逐渐受到人们关注的新型强效免疫抑制剂，随着西罗莫司在移植领域的广泛应用，人们在临床实践中发现部分移植患者在应用西罗莫司后出现蛋白尿或蛋白尿加重；在小鼠身上的研究表明西罗莫司通过损伤足细胞而导致肾小球滤过屏障的改变，可能是其产生大量蛋白尿的重要原因。依维莫司在肝移植受者的研究中显示出较好的远期肾脏功能维持作用，但是昂贵的价格限制了该药的临床使用。

该患者肾脏病理提示慢性肾小管间质性肾病伴局灶节段增生性肾小球肾炎，而 CNIs 可导致血栓性微血管病变，引起肾小球病变，而患者同时还长期应用降压药、利尿药等，与间质病变有关。此外，该例患者在肝移植前即合并肝肾综合征、围手术期出现出血、AKI 等也是加重肾脏病变的因素。

针对该患者，建议积极控制尿蛋白，视经济条件决定能否换用依维莫司或者吗替麦考酚酯等抗排异治疗。

病例点评

该患者肝移植术后 7 年，肝功能维持良好，但肾脏损伤却逐步加重，从肾功能性损伤到器质性损伤，从肾小管间质病变到兼有小球病变，随着时间的推移，蛋白尿逐渐增多，肾逐渐衰竭。患者肝移植术前，反复出现肝性脑病、腹水，已进展至肝病终末期，其后出现了肝肾综合征（hepatorenal syndrome，

HRS）并行肝移植。到目前为止，肝移植仍然是 HRS 患者长期存活的唯一治疗方法，大部分患者肝移植后肾功能恢复良好。该患者虽在围手术期曾有腹腔出血、无尿、血肌酐迅速升高等表现，但经综合治疗肾功能得以恢复，在随后的 6 年里肾功能稳定，应是肝移植治疗 HRS 的成功病例。近一年患者出现蛋白尿及肾功能异常，结合肾脏病理，考虑其肾损伤与长期服用 CNIs 类等抗排异药物密切相关。CNIs 对肝移植受者有明显的肾毒性损伤，其药物毒性损伤以肾小管损伤和混合性损伤为主；其中他克莫司对肝移植受者的肾毒性作用明显强于环孢素 A。临床也发现，肝移植后患者的肾损伤初期常表现为肾小管及间质病变，如尿 α_1- 微球蛋白及尿 β_2- 微球蛋白升高，随着时间推移，病情进展累及损伤肾小球，如出现尿微量白蛋白、尿转铁蛋白及尿免疫球蛋白升高，有些患者还出现大量蛋白尿（如本病例）。该患者既往没有高血压，高血压发生在肾损伤之后，入院前血压高达 240/140 mmHg，结合眼底检查考虑恶性高血压，是患者此次大量蛋白尿和肾功能异常加重的原因之一。该病例提示我们面对移植术后长期应用抗排异药的患者，要定期监测肾脏指标，提早发现肾脏病变，及时调整抗排异方案并予保肾治疗。

参考文献

1. KALISVAART M，DE HAAN J E，HESSELINK D A，et al. The postreperfusion syndrome is associated with acute kidney injury following donation after brain death liver transplantation[J]. Transpl Int，2017，30（7）：660-669.

2. PICHLER R H，HUSKEY J，KOWALEWSKA J，et al. Kidney biopsies may help

predict renal function after liver transplantation[J].Transplantation，2016，100（10）：2122-2128.

3. 张骊，田大治，滕大洪，等 . 肝移植术后肾功能不全病例分享 [J]. 实用器官移植电子杂志，2017，5（4）：283-284.

4. CASTROAGUDIN J F，MOLINA E，VARO E. Calcineurin inhibitors in liver transplantation：to be or not to be[J].Transplant Proc，2011，43（6）：2220-2223.

5. SCHERER M N，BANAS B. MANTOUVALOU K，et al. Current concepts and perspectives of immunosuppression in organ transplantation[J]. Langenbecks Arch Surg，2007，392（5）：511-523.

6. 陈琰，郑少玲，周志宏，等 . 西罗莫司对蛋白负荷肾病模型大鼠肾脏足细胞的影响 [J]. 中国中西医结合肾病杂志，2010，11（5）：411-413.

（宋静静　王冬梅　马洪波）

病例 6　慢性乙型肝炎合并紫癜肾

病历摘要

【基本信息】

患者，女，37 岁。主诉：双下肢紫癜 1 月余。患者于 1 个多月前劳累后双下肢出现散在出血点，于外院门诊化验尿常规提示尿蛋白阳性，化验血常规未见明显异常，考虑过敏性紫癜、紫癜性肾炎，给予抗过敏治疗，效果欠佳，拟进一步行肾穿刺检查，术前检查发现乙肝表面抗原阳性，为进一步诊治入住我院。

【体格检查】

神志清，精神可，皮肤、巩膜无黄染，腹软，无压痛，肝脾未触及肿大，双下肢未见水肿，四肢及躯干可见散在出血点。

【辅助检查】

血生化Ⅰ + 肝功能：丙氨酸氨基转移酶 42.6 U/L，天门冬氨酸氨基转移酶 30.05 U/L，总胆红素 6.7 μmol/L，白蛋白 33.7 g/L，肌酐 53.6 μmol/L。eGFR：116.4 mL/（min·1.73 m²）；尿素 2.19 mmol/L，尿酸 336.0 μmol/L，钾 3.61 mmol/L，钠 136.8 mmo1/L，氯 101.6 mmol/L，γ-谷氨酰转肽酶 31.6 U/L，碱性磷酸酶 53.9 U/L，前白蛋白 99.2 mg/L，总胆汁酸 11.6 μmol/L，胆碱酯酶 4080 U/L。全血细胞分析：白细胞

6.68×10^9/L，红细胞 3.94×10^{12}/L，血红蛋白 134.0 g/L，血小板 122.0×10^9/L，中性粒细胞百分率 58.6%。尿常规：pH 5.5，比重 1.019，RBC 48.7/μL，潜血（++），蛋白质（+）。尿特种蛋白：尿免疫球蛋白 G 115 mg/L，尿转铁蛋白 59.2 mg/L，尿微量白蛋白 897 mg/L，尿 α_1- 微球蛋白 10.5 mg/L，尿 β_2- 微球蛋白 < 0.2 mg/L；尿蛋白定量 2.125 g/24 h；凝血功能：凝血酶原活动度 105.0%。乙肝五项：HBsAg（+），HBeAg（+），HBcAb（+）；HBV-DNA 定量 4.90×10^3 IU/mL。超声：弥漫性肝病表现、脾大、胆囊结石、双侧肾、输尿管及膀胱未见明确异常。肾穿刺检查病理结果：肾穿刺组织可见 13 个肾小球，1 个小球球性硬化，其余小球系膜细胞和基质轻度弥漫性增生，内皮细胞节段增生，系膜区可见嗜复红蛋白沉积，肾小管上皮细胞颗粒变性，约 5% 肾小管萎缩，约 10% 肾间质纤维化，小动脉无明显病变；HBsAg(−)、HBcAg(−)。免疫荧光：IgG（−）、IgA（+++）、IgM（−）、C3（+++）、Fib（++）、C1q（−）在系膜区呈团块状、毛细血管袢呈颗粒状沉积。检查符合轻度系膜增生型 IgA 肾病症状。

【诊断】

过敏性紫癜，紫癜性肾炎（系膜增生型 IgA 肾病），慢性乙型病毒性肝炎（轻度）。

【治疗】

患者入院后完善相关检查，给予保肝、对症治疗，并给予恩替卡韦 0.5 mg、每日 1 次抗乙肝病毒治疗；给予氯沙坦钾、黄葵胶囊等改善尿蛋白；针对肾活检病理轻度系膜增生型

IgA 肾病，在控制乙肝病毒定量后予以来氟米特 20 mg、每日 1 次，雷公藤 30 mg、每日 3 次，以抑制免疫反应，控制尿蛋白。患者应用恩替卡韦 40 天后 HBV-DNA 小于可检测值下限；24 小时尿蛋白定量 2.786 g。

【随访】

患者出院后病情平稳，持续口服恩替卡韦 0.5 mg、每日 1 次，控制乙肝病毒，间断复查肝功能持续正常，监测尿蛋白进行性下降，半年后查 24 小时尿蛋白定量降至 0.338 g，1 年后降至 0.275 g，46 个月后降至 0.117 g。

病例分析

患者患有慢性乙型肝炎，在过敏性紫癜后出现蛋白尿，考虑蛋白尿原因可能与紫癜性肾炎有关，不除外乙型肝炎病毒相关性肾炎，给予积极抗乙肝病毒治疗、应用 ARB 类降压药物及中药降低尿蛋白治疗，后经肾穿组织活检提示轻度系膜增生型 IgA 肾病，考虑为过敏性紫癜继发 IgA 肾病。过敏性紫癜是以小血管炎为主要病理改变的全身性疾病，主要侵犯皮肤、胃肠道、关节和肾脏。过敏性紫癜引发肾实质损伤称为过敏性紫癜性肾炎。过敏性紫癜性肾炎可见于 30% ～ 50% 过敏性紫癜患者，这是一种常见的继发性肾小球肾炎，可发生于任何年龄，大多数表现为轻微肾损伤，如出现无症状血尿伴或不伴蛋白尿，也有少数会出现肾病综合征甚至肾衰竭。肾活检病理表现为系膜增生性病变，免疫荧光以 IgA 和 C3 在系膜区沉积为主，提示本病可能由于循环中的免疫复合物在肾脏沉积，激活补体而致。在治疗上，KDIGO 指南建议对于持续蛋白尿＞ 0.5 ～ 1 g/（d·1.73 m²）的紫癜性肾炎患者，应使用 ACEI 或 ARB 治疗。建议对于持续蛋白尿＞ 1 g/（d·1.73 m²）、已应用 ACEI 或 ARB 治疗、GFR ＞ 50 mL/（min·1.73 m²）的患者，给予糖皮质激素治疗 6 个月。本例患者合并慢性乙型肝炎，但是患者肝功能情况及影像学基本正常，根据慢性肝病指南无须抗病毒治疗，但是考虑到患者合并过敏性紫癜肾炎，后期可能需要应用激素或免疫抑制剂，为避免病毒激活大量复制，导致乙肝病情急性发作或加重，启动恩替卡韦抗病毒治疗。患者经氯沙坦钾、黄葵等治疗后，尿蛋白无明显减少，遂加用免疫抑制剂，考虑到其合并肝炎，选择对肝脏影响较小的药物治疗。该患者经过治疗后，尿蛋白减少，乙肝病毒载量也降至可检测下限以下。在后期的随访中，患者尿蛋白逐渐转阴，且肝功能维持正常，乙肝病毒载量维持在可检测下限以下。这说明免疫抑制剂治疗乙型肝炎合并紫癜肾炎疗效确切，但是合并肝病的患者免疫抑制剂的选择可能有些困难，针对肝功能较好的患者，可以尝试更强的免疫抑制剂治疗。

病例点评

该患者为 HBeAg 阳性慢性乙型肝炎合并紫癜性肾炎，肾脏病理表现为轻度系膜增生型 IgA 肾病，临床表现为慢性肾小球肾炎。国内外有关慢性乙型肝炎的防治指南对乙肝患者的抗病毒治疗予以规范，如 2017 年 EASL 指南的慢性乙型肝炎抗病毒适应证：HBeAg（±）的 CHB 患者，HBV-DNA ＞ 2000 IU/mL，ALT 大于正常值上限和（或）肝脏中度炎症坏死或纤维化。2018 年 AASLD 指南的慢性乙型肝炎抗病毒适应证：HBeAg（＋），HBV-DNA ＞ 20 000 IU/mL，ALT ＞ 2 ULN 或存在显著组织学病变。该患者入院时乙肝病毒复制活跃，虽处于肝功能正常的慢性乙型肝炎阶段，仍予以核苷类似物抗病毒治疗。对慢性乙型肝炎伴有肾实质损伤的患者，我们认为只要病毒复制活跃，都应尽早应用高效低耐药、对肾脏影响较小的核苷类似物抗病毒治疗。最好待乙肝病毒定量小于 200 IU/mL 甚或检测不到时，再应用免疫抑制剂。在患者乙肝病毒定量转阴后，因尿蛋白仍较高，予以来氟米特及雷公藤联合治疗，半年后尿蛋白控制良好。来氟米特片是一种具有抗增生活性的异噁唑类免疫抑制剂，具有抗感染作用。临床研究表明，来氟米特片适用于成人类风湿性关节炎、狼疮性肾炎，有改善病情作用。雷公藤是我国首先研究利用的抗感染免疫调节中草药，有"中草药激素"之称，临床上可用于治疗类风湿性关节炎、原发性肾小球肾病、肾病综合征、紫癜性及狼疮性肾炎、红斑狼疮等。本例应用来氟米特联合雷公藤控制尿蛋白取得良好疗效，但在应用期间要密切监测乙肝病毒复制指标、肝功能、肾功能、细胞免疫指标等。

笔记

参考文献

1. POHL M. Henoch–Schönlein purpura nephritis[J].Pediatr Nephrol，2015，30（2）：245-252.

2. 王旭光，付嵘 . 成人过敏性紫癜性肾炎患者急性期外周血 T 淋巴细胞亚群变化的临床意义 [J]. 中国社区医生，2016，32（23）：141-142.

3. Chapter 11：Henoch——Schönlein Purpura Nephritis[J]. Kidney Int Suppl（2011），2012，2（2）：218-220.

4. 中华医学会儿科学分会肾病学组 . 紫癜性肾炎诊治循证指南（2016） [J]. 中华儿科杂志，2017，55（9）：647-651.

（宋静静　王冬梅　马洪波）

病例 7　肝硬化伴发慢性肾功能不全急性加重

病历摘要

【基本信息】

患者，女，53岁。主诉：肝病史30余年，乏力、食欲缺乏1个月。患者于30多年前体检时发现乙肝表面抗原、e抗原、核心抗体阳性，肝功能正常，未治疗，后规律复查，肝功能大致正常。11年前无明显诱因出现乏力、周身水肿，就诊于北京某医院，化验尿常规未见明显异常，给予利尿治疗后水肿消退。3个月前因腹部不适就诊于外院，化验肝功能转氨酶170 U/L，血肌酐160 μmol/L，未治疗。1个月前无明显诱因出现乏力、食欲缺乏，伴腹胀，后症状进行性加重，逐渐出现双下肢水肿，尿量减少（每日尿量700～800 mL），半个月前就诊于北京某医院，化验白细胞 3.27×10^9/L，血红蛋白89 g/L，血小板 81×10^9/L，丙氨酸氨基转移酶448 U/L，天门冬氨酸氨基转移酶867 U/L，总胆红素37.6 μmol/L，白蛋白25.1 g/L，肌酐294.3 μmol/L；乙肝病毒定量 4.73×10^7 IU/mL，自身抗体检查阴性。尿常规：蛋白（＋），潜血（－）。腹部超声：肝回声不均，脾大，双侧肾弥漫性病变，腹水，诊断慢性肾衰竭、肾性骨病、肾性贫血、慢性乙型病毒性肝炎，给予排毒、纠酸、纠正贫血等治疗，并加用恩替卡韦分散片（每次0.5 mg，每 3 日 1 次）抗病毒治疗，症状进行性加重，尿量减至 100～200 mL/d。1 天前就诊于我院急诊科，化验丙氨酸氨基转移酶 189.8 U/L，天门冬氨酸氨基转移酶 223.8 U/L，总胆红素 46.7 μmol/L，白蛋白 20.8 g/L，肌酐 746.5 μmol/L，钾 6.05 mmol/L，给予纠酸、降钾、利尿等治疗，患者近 16 小时未排尿，为进一步诊治收入院。既往糖尿病病史 30 年，病初血糖控制不佳，11 年前因糖尿病视网膜病变行手术治疗，近期应用优泌林 R 和优泌林 N 控制血糖，空腹血糖约 10 mmol/L，餐后 2 小时血糖为 15～20 mmol/L；高血压病史 20 年，血压最高达 190/100 mmHg，规律口服卡维地洛药物治疗，血压控制在 125/75 mmHg 以内。

【体格检查】

血压 120/68 mmHg，体温 36.5℃，神清，精神欠佳，贫血貌，肝掌阳性，皮肤、巩膜轻微黄染，双肺呼吸音粗，未闻及明显干湿性啰音，心律齐，未闻及杂音；腹部平软，无压痛及反跳痛，肝脾肋下未触及，移动性浊音阳性，双下肢轻度水肿。

【辅助检查】

血气分析：酸碱度 7.357，二氧化碳分压 34.1 mmHg，氧分压 92.4 mmHg，实际碳酸氢根 19.3 mmol/L，血内碱储 4.8 mmol/L。全血细胞分析：白细胞 3.85×10^9/L，血红蛋白 86 g/L，血小板 67×10^9/L，中性粒细胞百分率 83.3%；C-反应蛋白 77 mg/L；降钙素原 106 ng/mL；丙氨酸氨基转移酶 162.1 U/L，天门冬氨酸氨基转移酶 214.3 U/L，总胆红素 35.1 μmol/L，

白蛋白 16.8 g/L；血糖 14.8 mmol/L，尿素 32.04 mmol/L，肌酐 784.8 μmol/L，肾小球滤过率 4.59 mL/（min·1.73 m²），钾 5.84 mmol/L；凝血酶原活动度 83%；血氨 61 μg/dL；B 型氨基端利钠肽原 505 pg/mL；乙肝病毒定量 5.01×10^3 IU/mL。尿常规：尿比重 1.018，尿潜血（−），尿蛋白（++）；尿特种蛋白：免疫球蛋白 G 381 mg/L，转铁蛋白 105 mg/L，微量白蛋白 4160 mg/L，α_1- 微球蛋白 39.4 mg/L，β_2- 微球蛋白 ＜ 0.19 mg/L。24 小时尿蛋白定量 4.042 g。腹部超声：弥漫性肝病表现（肝硬化），脾稍厚，胆囊壁毛糙增厚，双侧肾实质回声增强，右侧肾囊肿，腹水少量。心脏超声：射血分数 69%，左心室舒张功能减低。CT 平扫：①双侧肺炎症伴胸膜增厚，建议治疗后复查；②双侧胸腔积液，少量心包积液；③纵隔淋巴结轻度增大，炎性反应可能。

【诊断】

糖尿病肾病，慢性肾功能不全急性加重，急性小管间质病，肾性贫血，肾性骨病，高钾血症；乙型肝炎肝硬化失代偿期，腹水、腹腔感染，左侧胸腔积液，脾功能亢进；2 型糖尿病，糖尿病肾病，糖尿病视网膜病变；高血压病 3 级（极高危组）。

【治疗】

入院后完善相关检查，积极控制血糖、血压，积极给予恩替卡韦每次 0.5 mg，（每 3 日 1 次）抗病毒，给予保肝、抗纤维化、保肾及对症治疗。针对严重感染先后给予比阿培南（0.3 g，每日 1 次）、莫西沙星（0.4 g，每日 1 次）抗感染治疗，并间断给予床旁血滤治疗，治疗期间 eGFR 变化见图 7-1。住院 2 周后患者尿量较前增多，波动于 1700 ～ 1900 mL/d，肾功能较前恢复，肌酐 243.1 μmol/L，肾小球滤过率 18.79 mL/（min·1.73 m²），复查肝功能、血常规、凝血项大致正常；乙肝病毒定量降至 1.66×10^3 IU/mL。出院。

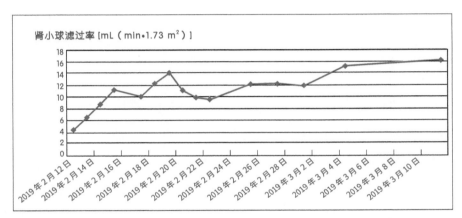

血滤日期为 2019 年 2 月 12 日、2019 年 2 月 13 日、2019 年 2 月 14 日、2019 年 2 月 15 日、2019 年 2 月 17 日、2019 年 2 月 18 日、2019 年 2 月 22 日、2019 年 2 月 25 日。

图 7-1 诊疗期间肾小球滤过率变化

【随访】

患者出院 2 周后，体重控制好，每日尿量约 1600 mL，未诉腹胀、水肿等症状，嘱其出院 1 个月后门诊复查。

病例分析

本例患者此次发病前即存在慢性肾功能不全，未完善检查寻找病因，回顾病史分析病因：患者糖尿病病史长，病初血糖控制不佳，合并糖尿病眼底改变，完善血尿检查示尿微量白蛋白异常升高、大量蛋白尿，首先考虑慢性肾脏疾病病因为糖尿病肾病，且患者有高血压病史，也可加重肾脏损伤；患者乙肝病史长，一直未诊治，乙肝病毒复制活跃，也可能存在乙肝病毒相关性肾损伤可能；患者乙肝发展至肝硬化阶段，也需考虑肝硬化相关肾小球硬化症可能；另外，还需要除外原发肾小球病。此次慢性肾功能不全基础上合并急性肾损伤分析病因：考虑与严重感染相关，为小管间质损伤。另外，结合患者 BUN/CREA 比值＞ 10，尿比重偏高，也考虑存在肾前性肾功能不全因素。

急性肾损伤（acute kidney injury，AKI）病因分为肾前性、肾性和肾后性。由于肝硬化患者全身血流动力学、神经体液调节因子的改变，发生 AKI 的概率较高。研究表明，肝硬化合并 AKI 患者的病死率明显升高，并且临床事件（如肝性脑病、自发性细菌性腹膜炎等）的发生率随着 AKI 严重程度而增加；而 Child-Pugh 分级、过度利尿或大量放腹水、感染、腹水可能是影响乙肝肝硬化患者并发 AKI 的最重要的独立危险因素。

肝硬化患者发生 AKI 的原因主要为：①肝硬化患者存在高动力循环状态，是 AKI 发生的最主要因素；②胃肠道出血、利尿药的应用及腹泻等因素造成的血容量不足；③造影剂、NASID 、氨基糖苷类抗菌药物等肾毒性药物的使用；④ 全身炎性反应相关的血管扩张。

2015 年国际腹水俱乐部（International Club of Ascites，ICA）对肝硬化患者 AKI 的定义为 48 小时内肌酐值升高≥ 3 mg/dL（26.5 µmol/L），或 7 天内肌酐值升高超过基线值的 50%。同时 ICA 将 AKI 分为 3 个级别：1 级为肌酐值 ≥ 3 mg/dL（26.5 µmol/L）或者肌酐值升高为基线值的 1.5 ～ 2.0 倍；2 级为肌酐值升高为基线值的 2～3 倍；3 级为肌酐值升高大于基线值的 3 倍或者肌酐值 ≥ 40 mg/dL（353.6 μmol/L）且急速增加≥ 3 mg/dL（26.5 μmol/L）或者开始肾脏替代治疗。

肝硬化 AKI 的治疗与管理。肝硬化 AKI 为 1 级时应进行如下处理。①追溯用药史：追溯所有用药史（包括非处方药物），减量或停用利尿药，停用所有潜在的肾毒性药物、血管扩张药和 NSAID 等；②对疑似低血容量的患者进行血容量扩张（如输入晶体、蛋白或血制品）；③在确诊或强烈怀疑细菌感染时，应及时、早期治疗。给予这些治疗后肝硬化 AKI 患者肌酐值较基线值仅下降 3 mg/dL（26.5 μmol/L）时，需密切监测（住院期间每 2～4 天检测 1 次肌酐，出院后 6 个月内每 2～4 周检测 1 次肌酐），以早期确定肝硬化患者 AKI 是否进展。当患者病情进展时，需根据 AKI 2 级或 AKI 3 级的治疗方案进行治疗管理，包括停用利尿药，连续 2 天静脉输入白蛋白 [1 g/（kg·d），最大剂量不超过 100 g/d]。如果患者对停用利尿药及扩充血容量治疗无应答，则需要重新判断患者的 AKI 类型，再进行相应的治疗。

病例点评

患者乙肝病史长达 30 余年，乙肝病毒长期复制，病情未得到有效管控，直至 1 个月前肝硬化腹水合并肾功能不全时才开始抗病毒治疗，因考虑其存在肾脏损伤，应选择高效低耐药、对肾脏影响小的核苷类似物抗病毒治疗，并根据肾小球滤过率调整用药剂量，同时予长期抗纤维化治疗。该患者经住院

笔记

综合治疗，肝脏病情暂时趋于稳定，但仍需至少每 3 个月监测肝功能、乙肝病毒指标、肝纤维化指标及腹部超声。每年行 1 ～ 2 次胃镜检查，观察食管静脉、胃底静脉曲张及胃黏膜情况，若有病变应及时干预。肝硬化患者发生原发性肝癌概率远较正常人群高，需密切监测肝脏肿瘤的发生。

患者此次为慢性肾功能不全急性加重，入院时已出现肾衰竭。其慢性肾损伤可能是多方面原因叠加的结果，如糖尿病肾病、高血压肾病、乙肝病毒相关性肾炎、肝硬化相关性肾小球硬化症等，当然也不能完全除外原发肾脏病。其肾功能异常急性加重并迅速发展为肾衰竭与肺部感染、腹腔感染、肝肾综合征及近 1 个月持续食欲缺乏导致入量不足等多因素有关。肾功能不全的肝硬化患者易出现多系统感染，感染难以控制，且发展迅速并易进展至感染中毒性休克。随着感染的加重，肾功能快速恶化，故应根据感染部位、性质、特点尽早予强效抗感染药物迅速控制病情。

参考文献

1. 杨进孙，汪长生，杨善兵，等 . 乙肝肝硬化并发肝肾综合征危险因素 Logistic 回归分析 [J]. 中国病原生物学杂志，2012，7（2）：115-117.

2. 龙鑫，周清 . 肝硬化并发肝肾综合征危险因素探讨 [J]. 现代医药卫生，2006，22（10）：1511-1512.

3. ANGELI P，GINÈS P，WONG F，et al .Diagnosis and management of acute kidney injury in patients with cirrhosis：revised consensus recommendations of the International Club of Ascites[J].J Hepatol，2015，62（4）：968-974 .

（钟　蕊　康玮玮　马洪波）

病例 8　发热、皮疹合并肝、肾损伤

病历摘要

【基本信息】

患者，女，16 岁。主诉：皮疹、发热 1 个月伴肝脏损伤，急性肾损伤 3 天，于 2017 年 8 月 17 日入院。现病史：患者于 2017 年 7 月 19 日突然出现发热，体温最高 39.5℃，无寒战、咳嗽、咳痰、腰痛及尿频、尿急、尿痛，当地卫生所给予解热镇痛药物、阿奇霉素治疗（具体剂量不详），7 月 20 日从颜面部开始出现皮疹，并延及躯干、四肢，皮疹为充血样斑丘疹，压之褪色，疹间皮肤正常。就诊于当地医院皮肤科并住院，入院检查：梅毒抗体阳性，白细胞 15.42×10^9/L，中性粒细胞比例 68.1%，肺部 CT 提示双肺毛玻璃样改变；其余实验室检查：乙肝病毒、甲肝病毒、HIV 病毒、风疹病毒、巨细胞病毒、呼吸道病毒、ANCA、自身抗体阳性、肾功能、肝功能正常。诊断为药物性皮疹、肺部感染，继续给予解热镇痛药及阿奇霉素输液治疗，效果欠佳，体温未见下降，尿量未见明显变化。7 月 22 日仍高热，皮疹继续加重，皮疹融合。复查白细胞及中性粒细胞继续升高，继续上述治疗。7 月 25 日皮疹开始消退，体温开始下降，但出现肝功能损伤，丙氨酸氨基转移酶 89.2 U/L，天门冬氨酸氨基转移酶 45.1 U/L，血肌酐 87 μmol/L。7 月 29 日皮疹完全消退并留有色素沉着，体温降至正常，但复查肝功能丙氨酸氨基转移酶 638.9 U/L，天门冬氨酸氨基转移酶 540.8 U/L，胆红素正常，血肌酐 88.9 μmol/L，患者要求出院治疗，并自行口服保肝药物（甘草酸类制剂）。其间患者无明显不适。8 月 6 日再次出现发热，未出现皮疹，体温最高达 40℃，当地医院仍给予阿奇霉素及解热镇痛药物治疗，效果欠佳，体温未见下降。8 月 14 日就诊于协和医院急诊，实验室检查提示丙氨酸氨基转移酶 294 U/L，天门冬氨酸氨基转移酶 259 U/L，胆红素 178.5 μmol/L，肌酐 1137 μmol/L，白细胞 11×10^9/L，脑钠肽 122 ng/L，尿比重 1.009，尿蛋白阴性，梅毒抗体阳性，自身抗体阴性，给予保肝、利尿处理，就诊期间自诉尿量减少，约 400 mL/d，并出现颜面部水肿，因肝损伤、肾损伤伴梅毒来我院。既往史及其他病史：梅毒病史 1 年，青霉素、头孢类抗生素过敏，美甲工作半年，文身史，父母体健。

【体格检查】

血压 123/80 mmHg，呼吸 17 次 / 分，心率 46 次 / 分，体温 37℃，神志清，精神可，颜面部水肿，全身色素沉着，皮肤、巩膜重度黄染，无肝掌、蜘蛛痣，浅表淋巴结未触及肿大，双侧瞳孔等大、等圆，咽部充血，颈软，双肺呼吸音粗，可闻及少量湿性啰音，心律齐，心率慢，各瓣膜区未闻及杂音，腹软，肝脾肋下未触及，双下肢轻度水肿，病理反射未引出。

【辅助检查】

谷丙转氨酶 221.2 U/L，谷草转氨酶 125.7 U/L，总胆红素

200.8 μmol/L，肌酐 849.8 μmol/L，IgA 17.6 g/L，IgM 5.15 g/L，白细胞 13.31×10^9/L，中性粒细胞百分率 88.6%，嗜酸粒细胞百分率 0，血红蛋白 107 g/L，梅毒抗体阳性、麻疹 IgM 阳性；巨细胞病毒 IgG 阳性、IgM 阴性，出血热抗体、ANCA、自身抗体阴性，甲、乙、丙、戊肝病毒抗体阴性，风疹病毒、呼吸道病毒阴性。尿常规：白细胞 603/μL，红细胞 28.5/μL，潜血（＋＋），蛋白质（－）；24 小时尿蛋白定量 0.371 g；尿微量蛋白仅 β$_2$- 微球蛋白 0.97 mg/L，其余正常。胸片：大致正常。肝胆脾超声：弥漫性肝病表现，脾厚胆泥淤积。肾脏超声（表 8-1）：右侧肾大小为 100 mm×52 mm，实质厚度 19 mm；左侧肾大小为 109 mm×49 mm，实质厚度 21 mm。

表 8-1 肾肺超声示肾动脉血流指数

双侧肾动脉血流指数	肾门处	段动脉	叶间动脉
左：RI	0.61	0.59	0.55
右：RI	0.65	0.63	0.55

肝脏病理（图 8-1）：切片内可见一个较大汇管区的部分组织和 4 个中小汇管区及几个终末支，有的汇管区扩大并相连，间质轻度混合炎细胞浸润及多数蜡质样细胞沉积，周围细胆管反应性增生。小叶结构存在，窦细胞反应活跃，窦内可见嗜酸性粒细胞，中央静脉周围坏死灶较多及蜡质样细胞沉积，网织染色示小叶中心带肝板不整、断离，网状支架塌陷。恢复期的中度小叶性肝炎，考虑为药物或化学性肝损伤。

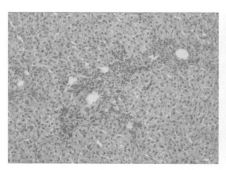
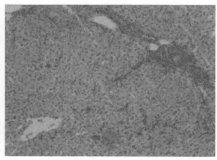

图 8-1　肝穿刺病理

肾脏病理（光镜）（图 8-2）：肾穿刺组织可见 14 个肾小球，肾小球系膜细胞和基质轻度节段增生伴嗜复红蛋白沉积。肾小管上皮细胞空泡及颗粒变性，灶状萎缩。肾间质小灶淋巴细胞和单核细胞浸润伴纤维化。小动脉无明显病变。IgG（－），IgA（＋＋），IgM（＋），C3（－），C1q（－），检查符合轻度系膜增生 IgA 肾病症状。

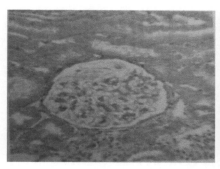
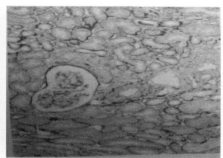

图 8-2　肾穿刺病理光镜

肾脏病理（电镜）（图 8-3）：肾小球系膜细胞和基质轻度增生，系膜区少量块状电子致密物沉积，基底膜无明显病变，上皮足突大部分融合。肾小管上皮溶脂体增多，部分萎缩。肾间质少量淋巴单核细胞浸润伴胶原纤维增生。检查符合轻度系膜增生 IgA 肾病表现。

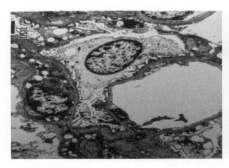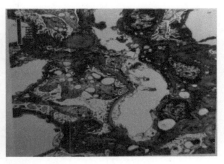

图 8-3 肾穿刺病理电镜

【诊断】

中毒性肝损伤，急性肾损伤，麻疹，梅毒，窦性心动过缓。

【治疗】

治疗方法包括以下几种。①肝脏方面：给予甘草酸苷、还原型谷胱甘肽、苦黄、前列地尔等药物，保护肝细胞，促进肝细胞恢复，并停用各种可疑能导致过敏的药物。治疗过程中患者转氨酶、胆红素明显下降，凝血酶原活动度升高。经过 2 个月的治疗，肝脏功能恢复正常。②肾脏方面：入院后立即行深静脉置管，给予肾脏替代治疗（床旁血液滤过治疗）5 次，采用 HDF 模式，血流 150～180 mL/min，置换液量在 2000 mL/h，透析液给予 1000 mL/h，因患者凝血功能欠佳，给予无肝素抗凝，每次治疗 4～6 小时，根据尿量及电解质决定超滤量，尽量以保留患者尿量为治疗原则。患者入院后 11 天时尿量从入院时 400 mL 逐渐增加至 2000 mL 左右，尿量恢复，进入多尿期。多尿期间严格监控出入量，遵守入量小于出量的原则，并密切观察电解质，避免低钾血症；给予肾康注射液静脉滴注、托拉塞米入壶等降低肌酐、利尿治疗。最终患者肾脏功能恢复。③梅毒治疗：入院时患者梅毒抗体滴度 1 ∶ 320，给予苄星青霉素肌内注射，每周 1 次，共 3 次，复查梅毒滴度下降。④针对麻疹，仅给予对症处理。经积极保肝、间断血液滤过、对症治疗，患者尿量逐渐增多，半个月后肾功能恢复正常，2 个月后肝功能恢复正常，梅毒抗体水平下降，患者出院。

【随访】

目前患者出院近 5 年，病情稳定，无任何不适，多次复查肝、肾功能均正常，仅有微量蛋白尿（具体不详）。

病例分析

本例患者因皮疹、反复发热，在当地多次应用解热镇痛药及阿奇霉素等药物治疗，继之出现严重肝脏损伤和急性肾衰竭，病情危重，并且合并梅毒，使病情更加复杂、治疗更加困难。患者为青少年女性，急性起病，发热、典型皮疹，麻疹抗体 IgM 阳性，所以麻疹诊断无疑。

关于肝脏的诊断及治疗过程如下。

自患者入院以来，仔细询问患者病史、流行病学史、化验检查及前期治疗经过，完善相关检查，排除了病毒性肝炎、酒精性肝病、自身免疫性肝病、遗传代谢性肝病等，结合前期患者用药情况，如解热镇痛药、阿奇霉素，并且患者从事美甲工作，长期接触化学染料、有机溶剂等，考虑药物、中毒性肝病可能性较大，最后经肝穿刺活检证实。药物性肝脏损伤按病程长短分为急性药物性肝病（肝脏炎症在6个月内消退）及慢性药物性肝病（大于6个月或再次肝损伤）。急性药物性肝病按照临床表现特征，根据国际医学科学理事会的标准，又分为肝细胞损伤型（ALT ≥ 3×ULN，且R ≥ 5）、胆汁淤积型（ALP ≥ 2×ULN，且R ≤ 2）及混合型（ALT ≥ 3×ULN，ALP ≥ 2×ULN，且2 ≤ R ≤ 5），其中R=（ALT实测值／ALT ULN）／（ALP实测值／ALP ULN）。慢性药物性肝病又分为慢性肝实质损伤（包括慢性肝炎及肝脂肪变性、肝磷脂沉积症等）及慢性胆汁淤积、胆管硬化、血管病变（包括肝静脉血栓、肝小静脉闭塞症、紫癜性肝病等）、特发性门脉高压。药物性肝损伤的发生与药物应用的时间、剂量等因素无相关性，常见于治疗结核、皮肤病、骨关节病药物及解热镇痛药等，而中药导致的肝损伤也占到药物性肝损伤的60%以上。治疗原则包括：立即停用有关或可疑药物；促进致肝损伤药物的清除和应用解毒剂；应用肝细胞保护剂治疗肝衰竭。

　　住院后给予如下治疗：①立即停用可疑药物：针对发热，尽量以物理降温为主，避免使用非甾体消炎药等。②支持治疗：患者卧床休息，清淡饮食。③保肝治疗：根据患者的临床情况选择适当药物治疗，症状严重者、重度黄疸在没有禁忌证的情况下可采用血浆置换、胆红素吸附等方法及短期应用糖皮质激素治疗。该患者入院后予以甘草酸苷、还原型谷胱甘肽、苦黄、前列地尔等药物治疗，因为肾衰竭行5次血液滤过治疗，黄疸迅速消退，肝功能恢复良好，1个月后肝功能即恢复正常。

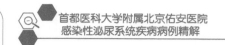

关于肾脏的诊断及治疗过程如下。

患者出现少尿、肾功能明显异常，考虑急性肾衰竭，至于原因，详细询问患者，监测血压、中心静脉压、尿量等，完善泌尿系统超声、肾脏血管超声检查，基本除外肾前性、肾后性肾衰竭，考虑急性间质性肾炎。间质性肾炎又称肾小管间质性肾炎，是由各种原因引起的肾小管间质性急慢性损伤的临床病理综合征，临床常分为急性间质性肾炎、慢性间质性肾炎。急性间质性肾炎以多种原因导致短时间内发生肾间质炎性细胞浸润、间质水肿、肾小管不同程度受损伴肾功能不全为特点，临床表现可轻可重，大多数病例均有明确的病因，去除病因、及时治疗，疾病可痊愈或使病情得到不同程度地逆转。慢性间质性肾炎病理表现以肾间质纤维化、间质单个核细胞浸润和肾小管萎缩为主要特征。急性间质性肾炎因其病因不同，临床表现各异，无特异性。主要突出表现为少尿性或非少尿性急性肾功能不全，可伴有疲乏无力、发热及关节痛等非特异性表现。肾小管功能损失可出现低比重及低渗透压尿，肾小管性蛋白尿，以及水、电解质和酸碱平衡紊乱，部分患者表现为 Fanconi 综合征。

治疗方法有以下几种。①一般治疗：去除病因，控制感染、及时停用致病药物、处理原发病是间质性肾炎治疗的第一步。②对症支持治疗：纠正肾性贫血、电解质、酸碱及容量失衡，血肌酐明显升高或合并高血钾、心力衰竭、肺水肿等有血液净化指征者，临床应及时行血液净化治疗，急性间质性肾炎可选用连续性血液净化治疗。进入尿毒症期患者，如条件允许，可行肾移植治疗。③促进肾小管再生：冬虫夏草有促进肾小管上皮细胞生长、提高细胞膜稳定性、提高肾小管上皮细胞耐受缺氧能力等作用，对小管间质性肾炎有一定疗效。④免疫抑制剂：自身免疫性疾病、药物变态反应等免疫因素介导的间质性肾炎，可给予激素及免疫抑制剂治疗。

本例患者最终经肝脏和肾脏穿刺病理诊断明确，符合药物性肝脏和肾小管损伤，分别给予针对性治疗，患者肝脏、肾脏功能恢复，梅毒得到控制；但患者肾脏穿刺病理还提示轻度系膜 IgA 肾病，考虑患者在这次病前，存在 IgA 肾病基础，与此次发病无关。

病例点评

该患者临床特点为发热、皮疹、肝功能异常至再发热、肝衰竭、肾衰竭。

病程中第一次发热，其后出现充血性斑丘疹，出疹期肝功能轻度异常，以上表现考虑均与麻疹病毒感染有关。麻疹恢复期肝功能恶化并进展至肝衰竭，考虑因应用多种药物导致肝细胞大片坏死，在肝功能恢复后行肝组织病理检查亦证实为药物或化学性肝损伤。

患者 AKI 诊断明确，亦考虑与应用多种解热镇痛药及抗生素引起的肾小管间质损伤有关。患者在肾功能基本恢复时行肾脏病理检查，显示肾小管上皮细胞空泡及颗粒变性，灶状萎缩；肾间质小灶淋巴细胞和单核细胞浸润伴纤维化，病理结果证实了肾小管及间质损伤，与病史及临床表现一致。因肾衰竭与肝衰竭同步发生，考虑此次肝衰竭并发肝肾综合征及肝脏严重损伤时其解毒及代谢能力下降，更加重或促发了药物性肾损伤的发生。但肾组织病理亦显示：肾小球系膜细胞和基质轻度节段增生伴嗜复红蛋白沉积；小动脉无明显病变，IgA（++），IgM（+），C3（−），C1q（−），符合轻度系膜增生 IgA 肾病表现。考虑该患者是在轻度系膜增生性 IgA 肾病的背景下出现急性肾小管坏死及间质病变，而肾病理检查时患者已处于肾脏恢复期。

该病例提醒我们，成人麻疹临床表现不典型，有发热伴皮肤充血性斑丘疹的患者应及时检查麻疹抗体以防漏诊。对于不得已应用多种药物的患者，应注意监测肝、肾功能，以防止药物性肝肾损伤的发生。

参考文献

1. 张亦瑾，魏丽荣，王笑梅，等．警惕中药致药物性肝损伤 [J]. 临床医学工程，2010，17（11）：59-61.

2. 邢卉春．药物性肝损伤应急对策 [N]. 健康报，2010-09-29（8）.

3. 姚光弼．临床肝脏病学 [M].2 版．上海：上海科教出版社，2011：482-486.

4. SCHRIER R W, WANG W, POOLE B, et al. Acute renal failure：definition, diagnosis, pathogenesis, and therapy[J]. J Clin Invest, 2004, 114（1）：5-15.

5. KHWAJA A. KDIGO clinical practice guidelines for acute kidney injury[J]. Nephron Clin Pract, 2012, 120（4）：c179-184.

6. 黎磊石，刘志红．中国肾脏病学 [M]. 北京：人民军医出版社，2008：1207-1253.

7. 黎磊石，刘志红．连续性血液净化：一种协助重建机体免疫内稳状态的技术 ?[J]. 肾脏病与透析肾移植杂志，2003，12（1）：1-2.

8. BAGSHAW S M, BERTHIAUME L R, DELANEY A, et al. Continuous versus intermittent renal replacement therapy for critically ill patients with acute kidney injury：a meta-analysis[J]. Crit Care Med, 2008, 36（2）：610-617.

（孙清海　王冬梅　马洪波）

病例 9 以"肝大、肾功能不全"为首发表现的系统性淀粉样变性

病历摘要

【基本信息】

患者，女，39 岁。主诉：活动后气促 1 年余，发现肝大、肾功能异常 3 个月。1 年余前无明显诱因出现活动后气促，于当地医院完善肝、肾功能等检查未见异常。3 个月前因"宫颈息肉"于石家庄某医院就诊，化验尿蛋白（＋），24 小时尿蛋白定量 1 g，血肌酐 190 μmol/L，腹部超声提示肝大，诊断"慢性肾功能不全，肝大"，给予百令胶囊、尿毒清颗粒等对症治疗。后患者先后就诊于北京两家医院，化验：免疫球蛋白正常，补体 C3 正常，甲状旁腺激素 50.09 pg/mL，自身抗体阴性，白细胞 8.06×10^9/L，血红蛋白 95 g/L，血小板 488×10^9/L，谷丙转氨酶 19 U/L，碱性磷酸酶 204 U/L，白蛋白 48.2 g/L，血肌酐 247.3 μmol/L，尿素氮 13.08 mmol/L，甘油三酯 1.94 mmol/L，总胆固醇 7.88 mmol/L，凝血酶原活动度 83%，血清铜蓝蛋白 61 mg/dL，24 小时尿蛋白定量 1.4 g，乙肝、丙肝、梅毒、艾滋病毒检测阴性。两院均诊断为：慢性肾功能不全 CKD 3 期，肾性贫血，肝大。继续前述方案治疗。间断复查肾功能稳定，近 1 个月来于中医院口服中药汤剂治疗，今为进一步诊治收入我院。

【体格检查】

神清，精神可，双肺呼吸音清，未闻及明显干湿性啰音，心律齐，各瓣膜听诊区未闻及心脏杂音，腹平软，无压痛、反跳痛及肌紧张，肝肋下 7 cm，剑突下 6 cm，质硬，无触痛，脾肋下未触及，移动性浊音可疑，双下肢无水肿。

【辅助检查】

血常规：白细胞 9.76×10^9/L，血红蛋白 94 g/L，血小板 471×10^9/L，网织红细胞生成指数 17.3%。肝、肾功能：丙氨酸氨基转移酶 14.1 U/L，天门冬氨酸氨基转移酶 24.1 U/L，总胆红素 6.1 μmol/L，白蛋白 44 g/L，碱性磷酸酶 140.6 U/L，甘油三酯 1.8 mmol/L，低密度脂蛋白胆固醇 4.4 mmol/L，尿素 8.8 mmol/L，肌酐 216.5 μmol/L，肾小球滤过率 24.02 mL/（min·1.73 m²），尿酸 442.8 μmol/L，钾 4.19 mmol/L。尿常规：比重 1.008，隐血（－），蛋白质（＋），葡萄糖（－），酮体（－），管型 0.12/μL。尿特种蛋白：尿转铁蛋白 15.3 mg/L，尿免疫球蛋白 G 21.6 mg/L，尿微量白蛋白 225 mg/L，尿 α_1- 微球蛋白 137 mg/L，尿 β_2- 微球蛋白 47.6 mg/L。自身抗体系列均为阴性。特种蛋白系列：免疫球蛋白 G 11.3 g/L，免疫球蛋白 A 1.42 g/L，免疫球蛋白 M 0.783 g/L，补体 C3 1.46 g/L，转铁蛋白 2.98 g/L。类风湿因子＜ 12.5 IU/mL，抗链球菌溶血素"O" 96.3 IU/mL。甲胎蛋白 4.1 ng/mL，CA199 55.17 U/mL。乙肝五项、丙肝均为阴性。血沉 49 mm/h。腹部超声：肝脏体积增大，左叶长径 138 mm，厚径 70 mm，右叶肋下斜径 161 mm；右侧肾大小为 102 mm × 33 mm × 44 mm，实质 11 mm，

左侧肾大小为 104 mm×41 mm×40 mm，实质厚 12 mm，双侧肾大小形态尚可，实质回声增强，实质与集合系统分界尚清晰，双侧肾盂及输尿管未见明显扩张。双侧肾血流未见明确异常。脾大，肝内钙化灶，胆囊壁毛糙，胆囊结石，目前未探及腹水。腹部 CT：①肝硬化，脾略大；②肝左叶钙化灶；③胆囊结石。肝穿刺活检结果回报：肝穿刺组织 1 条，肝细胞弥漫性粉染，汇管区轻度扩大，少量炎细胞浸润，细胆管轻度反应。免疫组化：HBsAg（－），HBcAg（－），CK7（肝细胞＋），CK19（胆管＋），MUM-1（散在细胞＋）。特殊染色：刚果红（－）。病理诊断（肝穿刺）（图 9-1）：考虑肝淀粉样变性。骨穿检查提示（图 9-2）：（骨髓）少许骨及骨髓组织，骨髓组织中造血组织与脂肪比例大致正常，造血组织中粒红系比例大致正常；巨核细胞可见。蛋白电泳检查提示轻链异常。

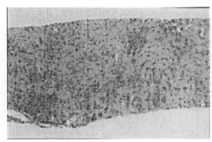 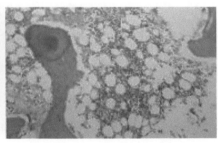

图 9-1　肝穿刺病理　　　　　图 9-2　骨穿刺病理

【诊断】

系统性淀粉样变性，肝淀粉样变性，肾淀粉样变性，慢性肾脏病 CKD 3 期，肾性贫血。

【治疗】

治疗方法包括：①予保肝、对症治疗。②予保肾、降血肌酐治疗。③予以补充造血原料、降脂、利尿等对症治疗。④给予硼替佐米 4 mg、复方环磷酰胺片 6 片，每周各 1 次；地塞米松片 40 mg，每周 1 次；阿昔洛韦片 0.2 g，隔日 1 次口服治疗。4 周后复查效果不佳，改为沙利度胺方案继续治疗。

【随访】

治疗过程中，患者合并多系统严重感染，最终于当地医院医治无效死亡。确诊后生存期仅 1 个月。

病例分析

该例患者以"肝大、肾功能异常"收入院，完善化验检查后分析患者疾病与检查结果之间存在 4 个不一致：其一，症状体征与肾功能损伤不一致；其二，尿检与肾功能损伤不一致；其三，肾脏影像学结果与肾功能损伤不一致；其四，肝大与肝功能指标不一致。为明确诊断拟行肝穿刺、肾穿刺活检。肝穿刺提示肝淀粉样变性，故未再行肾穿刺活检，完善骨穿刺及蛋白电泳检查后明确系统性淀粉样变诊断，肝脏、肾脏同时受累。

淀粉样变性发病率为（0.8～1）/100 000，是由于淀粉样蛋白沉积在细胞外基质，造成沉积部位组织和器官损伤的一组疾病，可累及肾、心脏、肝、皮肤软组织、外周神经、肺、腺体等多种器官及组织。淀粉样变性分为原发性、继发性、透析相关性、家族性、老年性、局限性等多种类型，其中原发性淀粉样变性是最常见的类型。淀粉样物质侵及肝脏，浸润于肝细胞之间或沉积于网状纤维支架时称为肝淀粉样变性。肝淀粉样变性临床上可表现为巨肝型、肝内胆汁淤积型和肝衰竭型等，早期表现常不明显，后期主要表现为乏力、腹胀、食欲缺乏、体质量下降、双下肢水肿等非特异性症状，体征包括肝大、黄疸、腹水等，实验室检查肝酶水平正常或轻度升高，但 ALP 及 GGT 可明显升高，肝大与肝功能损伤不平行是其重要的临床特点。累及肾脏时主要表现为蛋白尿、血尿、肾病综合征，最终发展为肾衰竭。

淀粉样变性确诊依靠活检发现淀粉样物质，淀粉样物质苏木素—伊红染色呈粉红色，刚果红染色呈橘红色。由于淀粉样物质易沉积于血管壁，使血管的脆性增加，且血浆中淀粉样变性纤维能特异性地与 X 因子结合并在组织中沉积，导致 X 因子下降，出现凝血功能异常，所以，国内外指南对于此病均不推荐行多器官的活组织检查，而更推荐皮肤脂肪抽吸活组织检查和直肠活组织检查，骨穿刺也为可行方案。

肝淀粉样变性预后较差，一般发病后只能存活 1～2 年，本例患者确诊后生存期仅 1 月余。随着对该病认识的不断提高及联合化疗的应用，国外有研究报道近 10 余年肝淀粉样变性患者经过积极的早期干预治疗，生存期可延长至 5 年或更高，约 30% 患者生存期可达到 10 年以上。肝淀粉样变性目前尚无有效的根治方法，主要治疗原则为控制淀粉样变的病因，减少淀粉样蛋白前体的产生，抑制淀粉样纤维合成，减少其在组织

笔记

中沉积，并促进其溶解。化学治疗的目的是尽快达到充分、长期的血液学缓解，同时尽量减少治疗的不良反应，降低治疗相关死亡率。目前推荐以硼替佐米为主方案的一线治疗方案，同时来那度胺和沙利度胺等新药的方案也表现出了一定的疗效，而以马法兰为主的方案在临床中仍有其应用价值。

病例点评

该患者系统性淀粉样变性诊断明确，主要累及肝脏和肾脏，且均进展到疾病后期，已达到肝硬化及慢性肾功能不全CKD 4 期，虽给予硼替佐米、复方环磷酰胺、地塞米松片及阿昔洛韦片多种药物综合积极治疗，但病情进展迅速并出现严重并发症而死亡。系统性淀粉样变性常见受累组织脏器为肝、肾、心、血管、皮肤和骨髓，多发生于 40 岁以上中老年人，临床表现多样，与病变类型、淀粉样蛋白沉积的部位、淀粉样蛋白特性和受累器官受损的程度有关，该病进展速度快，预后极差。该患者以"肝大、肾功能异常"就诊，曾辗转多家医院均诊断不清，后经我院组织病理检测才得以明确，故对于临床出现肝大并伴有多系统损伤的患者要考虑淀粉样变性可能，尽早行病理检查明确诊断以便及时治疗。在治疗时要兼顾多系统功能变化，及时调整方案，以防止严重并发症的发生。

参考文献

1. 李晨，陈婧，刘鸿凌，等．原发性肝淀粉样变性 1 例报告 [J]. 临床肝胆病杂志，2013，29（10）：790-792.

2. 闫文姬，罗小洋，杨云生，等 .7 例肝淀粉样变性的临床分析 [J]. 胃肠病学和肝病学杂志，2012，21（4）：339-341.

3. GILLMORE J D，WECHALEKAR A，BIRD J，et al. Guidelines on the diagnosis and investigation of AL amyloidosis[J].Br J Haematol，2015，168（2）：207-218.

4. SARSIK B，SEN S，KIRDOK F S，et al. Hepatic amyloidosis：morphologic spectrum of histopathological changes in AA and nonAA amyloidosis[J].Pathol Res Pract，2012，208（12）：713-718.

（冯丽丽　康玮玮　马洪波）

病例 10　乙肝肝硬化合并肾移植术后

病历摘要

【基本信息】

患者，男，46 岁。主诉：肝硬化 10 年，右侧肾移植术后 5 年余，为复查入院。该患者于 10 年前无诱因出现肝区胀痛，无发热、恶心、呕吐。于我院就诊化验乙肝表面抗原、e 抗体、核心抗体阳性，HBV-DNA 1.86×10^4 copies/mL，腹部超声提示肝硬化，脾大。肌酐 160.5 μmol/L，尿酸 582.0 μmol/L，血白蛋白 34.6 g/L，血 β_2- 微球蛋白 6.43 mg/L，尿潜血（+++），尿蛋白（+++），24 小时尿蛋白 2.4 g。诊断"乙肝肝硬化、肾功能不全"，给予恩替卡韦 0.5 mg、每日 1 次、口服抗病毒治疗，2 个月后 HBV-DNA 降至低于 500 copies/mL，肝功能正常，肌酐上升至 200.7 μmol/L，尿素 12.35 mmol/L，就诊于北京某医院，诊断为"慢性肾功能不全"，给予口服尿毒清颗粒治疗，9 年前进展至尿毒症阶段开始透析治疗。5 年余前行肾移植，术后口服甲泼尼龙片、他克莫司、吗替麦考酚酯胶囊抗排斥反应，以及恩替卡韦 0.5 mg、每日 1 片抗病毒。间断复查肝、肾功能稳定，HBV-DNA 始终小于 100 IU/mL。此次为全面复查入院。既往：高血压病史 10 余年，肾移植术后血压正常，未再用药。

【体格检查】

神清，精神可，肝掌阳性，皮肤、巩膜无明显黄染，双肺呼吸音清，未闻及干湿性啰音，心律齐，未闻及杂音；腹部平软，无压痛及反跳痛，肝脾肋下未触及，移动性浊音阴性，双下肢无水肿。

【辅助检查】

尿常规：尿比重 1.009，酸碱度 7.0，潜血（−），尿蛋白（−）。尿特种蛋白：转铁蛋白 < 2.2 mg/L，免疫球蛋白 G 3.76 mg/L，微量白蛋白 47.5 mg/L，α_1- 微球蛋白 6.53 mg/L，β_2- 微球蛋白 0.21 mg/L。乙肝五项：乙肝表面抗原、e 抗体、核心抗体阳性，HBV-DNA < 100 IU/mL。血常规：白细胞 4.91×10^9/L，红细胞 4.42×10^9/L，血红蛋白 142 g/L，血小板 76×10^9/L，中性粒细胞绝对值 3.12×10^9/L，中性比 63.6%。肝功能：谷丙转氨酶 20.9 U/L，谷草转氨酶 23.4 U/L，总胆红素 45.5 μmol/L，白蛋白 37.2 g/L。血生化：肌酐 68.4 μmol/L，尿素氮 4.84 mmol/L，尿酸 398.1 μmol/L，肾小球滤过率 108.62 mL/（min·1.73 m²），血钾 3.09 mmol/L，血钠 139.6 mmol/L。血脂：甘油三酯 0.48 mmol/L，总胆固醇 3.25 mmol/L。特种蛋白：IgG 11.0 g/L，IgA 4.36 g/L，IgM 0.477 g/L。甲状腺功能五项正常。CD4 淋巴细胞：586/μL。心电图提示：窦性心律，正常心电图。胸部 X 片：心、肺、膈未见异常。心脏彩超：三尖瓣反流少量。腹部超声：肝硬化、脾大，门、脾静脉增宽；侧支循环形成，肝内多发结节性质待定；胆囊壁毛糙；胆囊息肉样病变；未探及腹水。肝弹性测定：CAP 221 dB/m；E 21.6 kPa。移

植肾血管超声：肾动脉血流正常，肾门处肾静脉血流通畅。腹部增强 CT：肝表面欠光整，各叶比例失调，肝裂轻度增宽。平扫肝内未见明显异常密度灶，CT 值约 67 HU，增强扫描肝内未见明显异常强化灶；肝内门脉显影尚可，门静脉主干直径约 14 mm，腔内未见充盈缺损，门脉期示食道下段及脾周静脉可见增粗迂曲呈团状。脾大，密度均匀，脾静脉宽径约 13 mm。胆囊壁光滑，囊内未见明显阳性结石。胰腺形态、大小、密度未见明显异常。左侧肾未见明确显示，右侧肾可见多发小圆形低密度灶，界清，无强化。膀胱、前列腺及双侧精囊腺未见明显异常。腹膜后及膀胱未见明显肿大淋巴结。结论：①肝硬化可能，脾大，侧支循环形成；②结合病史，右侧肾移植术后改变。

【诊断】

乙型肝炎肝硬化代偿期，脾大；肾移植术后。

【治疗】

治疗方法包括：①清淡饮食，休息。②恩替卡韦抗病毒 0.5 mg、每日 1 次，他克莫司 2 mg、每日 2 次，甲泼尼龙片 4 mg、每日 1 次，吗替麦考酚酯胶囊 0.5 g、每日 2 次，口服抗排异治疗。③保肝、抗纤维化及对症支持治疗。

【随访】

患者病情稳定，嘱定期复查。

病例分析

　　患者高血压病史 10 余年，10 年前同时发现 HBV 感染及慢性肾炎，分析当时肾脏病可能与高血压肾损伤相关，需要眼底检查进一步证实，也需要考虑乙肝病毒复制活跃所致乙肝相关性肾病，需要肾穿刺病理证实，还有肝硬化相关肾小球硬化症、原发小球病等，但患者未行肾穿刺活检明确病因，且疾病迅速进展至尿毒症阶段。由于患者及时针对乙肝进行抗病毒治疗，检测病毒持续小于检测下限，为后续肾移植提供了机会。

　　同种异体肾移植是目前肾功能替代疗法中最有效的方法。随着组织配型技术的进步、排异反应免疫学机制研究的进展、新型免疫抑制剂的出现，移植肾长期存活率明显提高。目前我国各大移植中心都有 10 年甚至 15 年、20 年以上的移植肾功能良好并具有生活和工作能力的长期存活者。肾移植经验的成熟使得晚期肝病合并尿毒症患者有了较理想的治疗方法。

　　肾移植术后预防性免疫抑制剂一般采用联合应用方案，目的是选择不同作用机制的药物，增加预防排异反应的效果，减少每种药物的剂量，减少药物的毒副反应。免疫抑制剂的选择要个体化，常用的术后组合为三联治疗：①类固醇激素，如甲基泼尼松龙，或泼尼松，或泼尼松龙；②环孢素，或他克莫司，或西罗莫司；③麦考酚酸酯，或硫唑嘌呤，或西罗莫司，或环磷酰胺。三类药同时使用，每类药选择一种。

　　该患者处于肝炎肝硬化失代偿期合并慢性肾功能不全肾移植术后。在口服三联抗排异药的同时，需要注意兼顾抑

笔记

69

制 HBV 病毒复制。结合慢性乙型肝炎防治指南及肾脏病诊疗指南，我们总结乙肝患者应用免疫抑制剂需要注意以下几点：①在起始治疗前应常规筛查乙肝五项和 HBV-DNA，评估接受免疫抑制剂的风险程度；②建议预先给予预防性抗病毒治疗，建议首选恩替卡韦或替诺福韦，待 HBV-DNA 下降至 1000 IU/mL 以下再开始免疫抑制剂治疗；③抗病毒治疗需至少维持至结束免疫抑制剂治疗后 6 个月，且停药后要求每 3 个月复查一次。本例患者肾移植前一直应用恩替卡韦抗病毒治疗，病毒载量持续小于检测下限，为肾移植术后口服抗排异药物做好了完全准备，避免了抗排异过程中乙肝病毒反弹导致的肝脏损伤。

病例点评

活动性肝炎患者不宜做肾移植；而至于肝炎带病毒者（乙型肝炎病毒表面抗原阳性）则有争议，最好能根据肝穿刺结果来确定；已确诊的肝硬化患者不宜做肾移植。该病例是乙肝肝硬化基础上合并尿毒症并规律血液透析 4 年后，成功行肾移植 5 年的患者。乙肝肝硬化患者行肾移植的风险远远高于肝脏正常者，因术中、术后风险大，患者和术者都充满顾虑难以决断。该患者在术前已经经过 5 年抗病毒治疗，疗效良好，持续保持 HBV-DNA 小于 100 IU/mL，更好地避免了术后应用免疫抑制剂抗排异治疗引起乙肝病毒再复制，从而引发乙肝病毒相关性肾炎及肝功能异常甚或重型肝炎的可能；同时术前患者肝功能正常，无失代偿肝硬化的各种严重并发症，术前患者营养状态及凝血功能较好，是顺利进行肾移植的基础。术后 5 年患者肾功能持续稳定正常，虽应用各种免疫抑制剂抗排异治疗，但乙肝病毒复制指标及肝功能稳定。该病例仅为个例，对于肝硬化者行肾移植要权衡利弊谨慎为之。

参考文献

1. 复旦大学上海医学院 . 实用内科学 [M]. 北京：人民卫生出版社，2005：2122-2133.

（刘增利　康玮玮　马洪波）

第二章
感染性泌尿外科疾病

病例 11 合并获得性免疫缺陷综合征的右肾癌

📋 病历摘要

【基本信息】

患者，男，51岁。主诉：血尿15天，发现右侧肾占位1周。现病史：15天前无明显诱因患者开始出现肉眼全程血尿，伴尿疼、排尿困难，无尿频、尿急，无乏力、消瘦、发热、恶心、呕吐、腹胀、腹痛。1周前于北京某医院行泌尿系统 CT 检查示右侧肾约 6 cm 大小肿物，侵及右侧肾静脉和下腔静脉，考虑为"右侧肾癌"，患者同时查出患有获得性免疫缺陷综合征，未给予特殊治疗。今为行进一步治疗来我院，门诊以"右侧肾占位"收入我科。患者自发病以来，神清、精神可，饮食睡眠尚可，小便如上述，大便稍干，体重无明显变化。既往史：平素健康状况良好，15 天前查出梅毒、获得性免疫缺陷综合征，未服药，否认高血压、糖尿病、心脏病病史。否认外伤史，否认手术史，否认过敏史。

【体格检查】

体温 36.8℃，血压 120/80 mmHg，脉搏 80 次 / 分，呼吸 18 次 / 分。神清，皮肤、巩膜无黄染，肝掌阴性，蜘蛛痣阴性，心肺查体未见明显异常；腹部平软，无压痛、反跳痛及肌紧张，肝脾肋下未触及，移动性浊音阴性，双下肢无水肿。专科检查：双侧肾区无隆起，无压痛及叩击痛，输尿管走行区无明显深压痛，膀胱区无隆起。双侧腹股沟未触及明显肿大淋巴结。

【辅助检查】

泌尿系统增强 CT 提示右侧肾肿瘤，大小为 6 cm，恶性可能性大。泌尿系统 MRI 示：右侧肾癌可能性大，伴右侧肾静脉及下腔静脉瘤栓形成，肾周浸润，侧支循环形成。

【诊断】

右侧肾癌，获得性免疫缺陷综合征，梅毒。

【鉴别诊断】

（1）肾癌分期及病理类型鉴别：本患者以血尿为主要表现，从影像学检查来看，符合右侧肾占位表现，瘤体较大，已侵及右侧肾静脉和下腔静脉，可能侵犯肾盂，局部无浸润，未见明确肿大淋巴结，临床分期为 T3N0，必要时行骨扫描明确有无远处转移，进一步确诊，病理分型：透明细胞癌（60%～85%）、肾乳头状腺癌（7%～14%）、嫌色细胞癌（4%～10%）、集合管癌（1%～2%）等，病理诊断明确。

（2）肾盂癌：为肾集合系统来源的恶性肿瘤，患者多以肉眼血尿为首发表现，超声多为肾盂内中、低回声占位，有血流信号；CT 提示肾盂内软组织占位，呈向心性生长，平扫呈中、低密度，增强后可中等程度强化，排泄期见充盈缺损。静脉肾盂造影提示肾盂内充盈缺损。

（3）肾血管平滑肌脂肪瘤及其他肾脏良性肿瘤：为良性病变，一般无明显症状，可引起自发性肾破裂。影像学特点：超声检查肿瘤一般呈高回声，脂肪比例低，可为低回声或无回声；CT 值随肿瘤脂肪比例变化而变化，其最低 CT 值为负值。本患者超声、CT 表现不符合肾血管平滑肌脂肪瘤的特点。其他肾脏良性肿瘤，如嗜酸细胞腺瘤等，需 CT 增强扫描、病理诊断排除。

【治疗】

入院后经常规术前检查及准备，在全麻下行开放右侧肾癌根治术＋下腔静脉瘤栓切除术。术后病理回报：（右侧肾＋腔静脉癌栓）肾细胞癌，部分呈透明细胞结构，部分呈 2 型乳头状结构，Fuhrman 分级为 2 ～ 3 级，脉管内见癌栓，肿物紧邻肾被膜，未侵犯肾盂，输尿管断端及血管断端未见癌浸润，肾周脂肪囊未见癌转移，（肾后组织）送检神经、脂肪及纤维结缔组织，未见癌组织。患者恢复良好，顺利出院。

【随访】

1 个月后复诊入院给予干扰素 + 白细胞介素 + 胸腺五肽免疫治疗；6 个月后复查 CT 示右侧肾占位切除术后改变。

病例分析

本患者为右侧肾癌，伴右侧肾静脉及下腔静脉瘤栓形成。关于深静脉和（或）腔静脉瘤栓的外科治疗，多数学者认为 TNM 分期、瘤栓长度、瘤栓是否浸润腔静脉壁与预后有直接关系。建议对临床分期为 T3bN0M0 的患者行肾静脉和（或）腔静脉瘤栓取出术。术中可能出现静脉瘤栓脱落，引起肺动脉栓塞致死。静脉瘤栓尚无统一的分类方法。推荐采用美国梅奥医学中心（Mayo Clinic）的五级分类法：0 级，瘤栓局限在肾静脉内；Ⅰ级，瘤栓侵入下腔静脉内，瘤栓顶端距肾静脉开口处≤ 2 cm；Ⅱ级，瘤栓侵入肝静脉水平以下的下腔静脉内，瘤栓顶端距肾静脉开口处＞ 2 cm；Ⅲ级，瘤栓生长达肝内下腔静脉水平，膈肌以下；Ⅳ级，瘤栓侵入膈肌以上、下腔静脉内。目前 CT 或 MRI 是确定肾静脉或腔静脉瘤栓最常用的影像学检查方法。

病例点评

肾静脉、下腔静脉瘤栓切除，疑有肾静脉、下腔静脉瘤栓者，术前应明确瘤栓的上、下极位置。如瘤栓仅到达肾静脉远端，则只要在肾静脉瘤栓近端结扎肾静脉即可。瘤栓如侵入下腔静脉，则应根据不同类型进行处理。在游离肾脏前，首先分离结扎肾蒂血管，以免分离肾脏时用力挤压，导致肿瘤细胞扩散。如能分开结扎肾动脉及肾静脉，则应先结扎动脉，后结扎静脉，因先结扎静脉，动脉血可继续进入，会导致压力升高，促进瘤细胞从丰富的侧支循环扩散。

参考文献

1. LENIS A T, BURTON C S, GOLLA V, et al. Cytoreductive nephrectomy in patients with metastatic renal cell carcinoma and venous thrombus-Trends and effect on overall survival[J].Urol Oncol, 2019, 37（9）: 577.

3. REHMAN Z U, ATHER M H, AZIZ W. Surgical interventions for renal cell carcinoma with thrombus extending into the inferior vena cava: a multidisciplinary approach[J]. Ann Vasc Dis, 2019, 12（1）: 55-59.

（薛文瑞　黄　真　张　愚）

病例 12　左肾盂癌

病历摘要

【基本信息】

患者，男，68 岁。主诉：全程无痛肉眼血尿 9 天。现病史：患者于 9 天前无明显诱因出现全程无痛性肉眼血尿，伴有血条，无明显尿痛、尿急，伴有尿频，起夜 3 ～ 4 次。患者排尿尚通畅，无明显排尿困难。患者无发热，无腰腹部疼痛。于大兴某医院就诊，查 B 超示：左侧肾囊肿，左侧肾上极低至无回声。CT 示：左侧肾盂及中上段输尿管管壁增厚，肿瘤性病变可能存在；左侧肾盂积水。患者为求进一步治疗，就诊于我院，门诊以"左侧肾盂占位"收入院。患者自发病以来精神可，食量无变化，睡眠无改变，小便如上述，大便正常，体重无变化。既往史：平素健康状况良好，否认高血压、糖尿病、心脏病病史。否认传染性疾病史，否认外伤史，否认手术史，否认性病史，否认过敏史。

【体格检查】

神清，精神弱，消瘦，皮肤、巩膜无黄染，肝掌阴性，蜘蛛痣阴性，双肺呼吸音清，未闻及明显啰音；心律齐，未闻及杂音；腹软，全腹无压痛、反跳痛，移动性浊音阴性，双下肢无水肿。双侧肾区无隆起，未触及肿物，双侧肾区无叩击痛，未闻及血管杂音。双侧输尿管走行区无压痛，未触及肿物。膀胱区无隆起，无压痛。指诊未查。

【辅助检查】

B超示：左侧肾囊肿，左侧肾上极低至无回声。CT示：左侧肾盂及中上段输尿管管壁增厚，肿瘤性病变可能存在；左侧肾盂积水。

【诊断】

左侧肾盂癌，膀胱乳头状瘤。

【鉴别诊断】

（1）上尿路肿瘤：本病可表现为全程无痛肉眼血尿，此患者伴有血条，CT示左侧肾盂及中上段输尿管管壁增厚，肿瘤性病变可能存在；左侧肾盂积水。考虑此诊断可能性大。

（2）膀胱癌：本病表现为肉眼血尿，伴有血块，易与上尿路肿瘤混淆，可完善膀胱镜等检查以帮助诊断。

（3）肾肿瘤：肾脏肿瘤侵犯肾盂也会引起血尿，完善泌尿系统B超及CT检查可以协助诊断，与患者情况不符。

【治疗】

入院后经常规术前检查及准备，在全麻下行腹腔镜下左侧肾输尿管全长切除术＋经尿道膀胱肿瘤电切术；术后病理回报：（左侧肾）浸润性尿路上皮癌，高级别，伴坏死，肿物侵犯肾实质、肾脏被膜及肾周脂肪，可见脉管内癌栓；输尿管慢性黏膜炎，断端未见癌。患者恢复良好，顺利出院。

【随访】

术后3个月及6个月行泌尿系统彩超检查示左侧肾及左侧输尿管切除术后改变。

病例分析

　　本患者为肾盂癌，手术适应证：①多发性肾盂乳头状瘤，有或无同侧输尿管及膀胱肿瘤者；②肾盂癌；③上尿路多源性肿瘤。术后注意留置导尿管 3 ～ 5 天，并保持通畅；术后按照膀胱肿瘤切除后膀胱腔内灌注化疗或免疫治疗方案进行处理；术后定期行膀胱镜复查，以便及早发现肿瘤复发。

病例点评

　　肾盂癌行膀胱电切处理壁内段输尿管时，为了减少体位的变动，一般先处理壁内段输尿管，而由于处理完输尿管壁内段至肾血运被阻断之间尚有一定时间，肾脏产生的尿液可能会从输尿管断端流出，导致肿瘤细胞在创面种植。国外有学者采用改良 45° 可张腿斜卧位，先切除肾脏，于同一体位下，再电切处理下段输尿管，避免了上述问题。

参考文献

1. CHAKIRYAN N，MARTINEZ A，GAO L，et al. Optimizing the sequence of chemotherapy of upper tract urothelial carcinoma with clinically positive regional lymph nodes[J]. J Urol，2019，202（1）：76-82.

2. MUSRI F Y，MUTLU H，ERYILMAZ M K，et al. Hypercalcemia associated with squamous cell carcinoma of renal pelvis：a case and review of the literature[J]. J Cancer Res Ther，2019，15（Supplement）：S170-S172.

3. GHARBI M，CHAKROUN M，CHAKER K，et al. Renal cell carcinoma in an ectopic pelvic kidney：about a case report[J].Urol Case Rep，2018，23：46-47.

　　　　　　　　　　　（薛文瑞　黄　真　张　愚）

病例 13 合并获得性免疫缺陷综合征的膀胱癌

病历摘要

【基本信息】

患者，男，66岁。主诉：血尿1年余，加重1周。现病史：患者于1年多前无明显诱因出现肉眼血尿。无尿频、尿急、尿痛、排尿困难，无发热、乏力，未予以特殊治疗，血尿自行缓解消失。1周前患者再次出现肉眼血尿，伴血块，颜色较上次加深，无发热、尿频、尿急、尿痛、排尿困难，入当地医院，行B超检查示膀胱多发占位，给予口服抗生素药物治疗，血尿症状持续不缓解。今为行进一步治疗入我院，门诊以"膀胱肿瘤"收入我科。患者自发病以来精神较好，饮食、睡眠较好，小便如上述，大便正常，体重无明显减轻。既往史：平素健康状况良好，既往7年前患获得性免疫缺陷综合征，否认高血压、糖尿病、心脏病病史。否认其他传染性疾病史，否认外伤史，否认手术史，否认性病史，否认过敏史。

【体格检查】

查体：脉搏90次/分，血压147/105 mmHg，神清，皮肤、巩膜无黄染，肝掌阴性，蜘蛛痣阴性，心肺查体未见明显异常；腹部平软，无压痛、反跳痛，肝脾肋下未触及，移动性浊音阴性，双下肢无水肿。专科检查：双侧肾区无隆起，叩痛

笔记

阴性，输尿管走行区无深压痛，膀胱区无明显隆起，叩诊浊音，阴茎、阴囊及其内睾丸、附睾、精索均未见明显异常。前列腺指检：前列腺体积正常，质韧，中央沟存在，未触及明显硬节。

【辅助检查】

泌尿系统 B 超：膀胱右侧壁及底部见数个低回声附着，大者约 15 mm×13 mm，界清，形态不规则，内见点状强回声。

【诊断】

膀胱癌，获得性免疫缺陷综合征。

【鉴别诊断】

（1）膀胱癌：根据肉眼血尿病史及 B 超检查，结合既往病史，考虑膀胱癌可能性大，完善膀胱活检进一步明确诊断。

（2）前列腺癌：患者为老年男性，肉眼血尿病史，影像学检查未见前列腺异常，需完善前列腺特异性抗原（prostate specific antigen，PSA）检查，进一步明确。

（3）上尿路肿瘤：患者为老年男性，全程血尿病史，超声影像学检查未见上尿路异常，但不能完全除外此诊断，必要时需做输尿管镜检查。

【治疗】

入院后经常规术前检查及准备，在全麻下行腹腔镜下根治性膀胱切除术＋回肠膀胱术；术后病理回报为膀胱浸润性乳头状尿路上皮癌（3.3 cm×2.5 cm×3 cm），病灶侵及黏膜肌层。左侧和右侧输精管及精囊未见累及，前列腺良性增生，前列腺断端及左、右侧输尿管断端未见累及；另送检（盆腔淋巴结）淋巴结未见癌转移（0/1）。患者恢复良好，顺利出院。

病例分析

本患者为膀胱癌，行尿流改道术，目前尿流改道术有多种方法可选。尿流改道方式与术后并发症相关，尿流改道方式需要根据患者的具体情况选择，如年龄、伴随疾病、预期寿命、盆腔手术及放疗史等，并结合患者的要求及术者经验慎重选择。医生术前应与患者充分沟通，告知患者尿流改道的各种手术方式及其优缺点，共同决定尿流改道方式。保护肾功能、提高患者生活质量是治疗的最终目标。神经衰弱、精神病、预期寿命短、肝功能或肾功能受损的患者不宜采用复杂性尿流改道术。目前主要有以下几种尿流改道术式：①原位新膀胱术；②回肠通道术；③输尿管皮肤造口术；④其他尿流改道方法。

病例点评

回肠膀胱术的手术适应证：①患神经性膀胱功能障碍，伴有膀胱输尿管反流、上行性肾积水、反复感染及肾功能受损者；②患膀胱、尿道或女性内生殖器的恶性肿瘤而施行膀胱全切除术或全盆脏器清除术者；③患膀胱及邻近器官的晚期恶性肿瘤，膀胱广泛受累，容量缩小，反复出血，压迫输尿管下端致尿路梗阻者。减少手术并发症的措施包括使用短回肠段、输尿管并腔后与回肠膀胱近侧做端端吻合，肠系膜在回盲部后方无张力通过，完全封闭易形成内疝的系膜孔道，形成大小适宜的腹壁钮孔状通道及良好的外翻乳头。

参考文献

1. ZHAO G，WANG C，TANG Y，et al. Glandular differentiation in pT1 urothelial carcinoma of bladder predicts poor prognosis[J]. Sci Rep，2019，9（1）：5323.

2. ZHANG L，WU B，ZHA Z，et al. Concomitant carcinoma in situ may not be a prognostic factor for patients with bladder cancer following radical cystectomy：a PRISMA-compliant systematic review and meta-analysis[J]. World J Urol，2020，38（1）：129-142.

3. FOJECKI G，MAGNUSSON A，TRAXER O，et al. Consultation on UTUC，stockholm 2018 aspects of diagnosis of upper tract urothelial carcinoma[J]. World J Urol，2019，37（1）：2271-2278.

（薛文瑞　黄　真　张　愚）

病例 14　合并获得性免疫缺陷综合征的前列腺癌

病历摘要

【基本信息】

患者，男，65 岁。主诉：外院确诊前列腺癌 1 月余。现病史：患者于 1 个月前因 PSA 升高就诊于北京某肿瘤医院，行前列腺穿刺活检明确诊断为前列腺癌。因 HIV 阳性收入我科继续治疗。未诉尿频、尿急、尿痛，无肉眼血尿。患者自发病以来精神可，食量无变化，睡眠无改变，小便正常，大便正常，体重无变化。既往史：平素健康状况良好。2 个月前查出获得性免疫缺陷综合征，规律抗病毒治疗，2 个月前查出梅毒，病情稳定，未予以治疗。否认高血压、心脏病、糖尿病及其他非传染性疾病史。否认外伤史，否认手术史，否认过敏史。

【体格检查】

体温 36.6℃，呼吸 18 次 / 分，血压 134/81 mmHg，脉搏 62 次 / 分。神情尚可，双肺未闻及干湿性啰音，心律齐，未闻及明显杂音。双侧肾区无红肿及隆起，未触及肿物，双侧肾区无叩痛，未闻及血管杂音。双侧输尿管走行区无肿物及压痛。膀胱区无隆起，叩呈鼓音。前列腺指诊：前列腺体积增大，质硬，中央沟变浅，未触及明显硬节，退指指套无血染。

【辅助检查】

北京某肿瘤医院病理诊断：前列腺癌。

【诊断】

前列腺癌，获得性免疫缺陷综合征，梅毒。

【鉴别诊断】

（1）前列腺癌：本病多为恶性，也可有尿频、尿急、排尿困难、尿后滴沥、尿潴留病史，但本病 PSA 多增高，肛诊前列腺质硬并有结节，前列腺活检可确诊。

（2）膀胱颈硬化症：可出现排尿不畅等症状，此病多发于青壮年，膀胱镜检查可见膀胱厚唇抬高、僵硬。

（3）神经源性膀胱：多继发于神经系统病变，查体可见肛门括约肌松弛、会阴及下肢感觉异常等表现。

【治疗】

入院后经常规术前检查及准备，在全麻下行腹腔镜前列腺癌根治术。术后病理回报：前列腺癌，中分化，Gleason 评分 4+3=7 分，尖部切缘及左侧切缘可见癌，底切缘及其余切缘未见癌，左侧精囊腺可见癌浸润，右侧精囊腺未见癌，双侧输精管断端未见癌。患者恢复良好，顺利出院。

病例分析

本患者为前列腺癌。国内推荐开放式耻骨后前列腺癌根治术和腹腔镜前列腺癌根治术，有条件的可开展机器人辅助腹腔镜前列腺癌根治术。手术时机：一旦确诊为前列腺癌并符合根

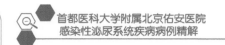
治性手术条件者应采取根治术。有报道认为接受经直肠穿刺活检者应等待 6 ～ 8 周再手术，可能会降低手术难度和减少并发症。接受经尿道前列腺切除术者应等待 12 周再行手术。目前围手术期死亡率为 0 ～ 2.1%，主要并发症有术中严重出血、直肠损伤、术后阴茎勃起功能障碍、尿失禁、膀胱尿道吻合口狭窄、尿道狭窄、深部静脉血栓、淋巴囊肿、尿瘘、肺栓塞。腹腔镜前列腺癌根治术还可能出现沿切口种植转移、转行开腹手术、气体栓塞、高碳酸血症、继发出血等情况。

📋 病例点评

对于分化差的肿瘤、前列腺尖部的肿瘤及术中可扪及的肿瘤不适宜做保留神经的前列腺癌根治切除术，应该做比较广泛的切除，以免切缘阳性，影响根治手术的效果。

早期前列腺癌临床潜伏时间长，进展慢，手术根治效果好。因此，手术者除在术中彻底切除肿瘤，控制术后复发外，还要尽可能地保留尿道括约肌或阴茎勃起神经，避免损伤前列腺邻近脏器，保证患者术后的生活质量。前列腺癌患者术后无瘤生存率或 PSA 生化复发率与术前 PSA、病理分期和 Gleason 评分及切缘阳性率有关。手术者术前应重视 PSA 和病理穿刺结果，特别是穿刺的阳性位置，设计合理的手术方案。无论在任何情况下，彻底切除肿瘤，控制术后肿瘤的复发都是前列腺癌根治术的首要原则。

腹腔镜前列腺癌根治术有腹膜外途径和经腹途径两种，后者又分为 Monstouris 和 Cleveland 方法。国外资料显示，经腹膜外途径和经腹途径在手术时间上无统计学差异。泌尿外科医生较熟悉腹膜外途径，手术中操作不受腹腔脏器的影响，术后患者恢复较快，管理较方便，缺点是手术空间相对较小，处理体积大的前列腺患者有一定的难度。经腹途径则因盆腔空间相对较大，操作较容易，适合应用于体积大或以往做过开放前列腺手术的患者。Cleveland 方法虽然是经腹途径，除先游离膀胱前壁以外，其他步骤同腹膜外途径。如果患者体形肥胖，选择腹膜外途径较适合。

直肠损伤是腹腔镜前列腺癌根治术的并发症之一，处理较棘手，术中应预防性地采取措施避免损伤直肠。新辅助治疗或 T3 期患者，术前做肠道准备；切开膀胱颈后壁准确辨认精囊和狄氏筋膜前层；分离前列腺后方要先切开狄氏筋膜后层；切断尿道前应先插入尿管，切开尿道前壁后将尿管拔除，分离钳放置在尿道直肠之间再切断尿道后壁；处理靠近尖部的前列腺侧韧带不宜使用 LigaSure 等设备；直肠前壁创面渗血可用干纱布压迫止血或缝扎止血。

参考文献

1. GAFFNEY C，GOLAN R，CANTU M D，et al. The clinical utility of the genomic prostate score in men with very low to intermediate risk prostate cancer[J]. J Urol, 2019，202（1）：96-101.

2. DE VISSCHERE P J L，STANDAERT C，FÜTTERER J J，et al. A systematic review on the role of imaging in early recurrent prostate cancer[J]. Eur Urol Oncol, 2019，2（1）：47-76.

3. GIUNCHI F，FIORENTINO M，LODA M. The metabolic landscape of prostate cancer[J]. Eur Urol Oncol，2019，2（1）：28-36.

（薛文瑞　黄　真　张　愚）

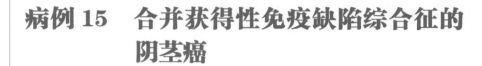

病例 15　合并获得性免疫缺陷综合征的阴茎癌

病历摘要

【基本信息】

患者，男，64 岁。主诉：发现阴茎肿物 6 月余，双侧腹股沟肿物 1 周。现病史：6 月余前患者发现阴茎肿物，直径约 1.5 cm，无排尿困难、血尿。无发热、腹胀、腹痛、胸闷、憋气。未接受特殊治疗，肿物直径逐渐增加至 2.5 cm，1 周前出现双侧腹股沟肿物，入安徽阜阳市某医院，行腹股沟 B 超示双侧淋巴结肿大，右侧 2 cm，左侧 1.5 cm。患者同时患有获得性免疫缺陷综合征，未治疗。今为行进一步治疗入我院，门诊以"阴茎肿物"收入我科。患者自发病以来，饮食、睡眠尚可，二便正常，体重无明显下降。既往史：平素健康状况良好。6 年前患获得性免疫缺陷综合征，规律服药。否认高血压、糖尿病、心脏病病史，否认其他非传染性疾病，否认外伤史，否认手术史，否认性病史，否认过敏史。

【体格检查】

体温 36.8 ℃，血压 120/80 mmHg，脉搏 80 次 / 分，呼吸18 次 / 分。神清，皮肤、巩膜无黄染，肝掌阴性，蜘蛛痣阴性，心肺查体未见明显异常；腹部平软，无压痛、反跳痛及肌紧张，肝脾肋下未触及，移动性浊音阴性，双下肢无水肿。专科检查：双侧肾区无隆起，双侧肾区无压痛及叩击痛，输尿管走行区无明显深压痛，膀胱区无隆起。阴茎龟头上可见直径约2.5 cm的菜花样肿物，有少量渗出，质硬，无触痛。双侧腹股沟淋巴结肿大，质硬，无触痛，可移动。

【辅助检查】

腹股沟 B 超示双侧淋巴结肿大，右侧 2 cm，左侧 1.5 cm；泌尿系统增强 CT 示阴茎前端占位可能，右侧腹股沟淋巴结增大。

【诊断】

阴茎癌，双侧腹股沟淋巴结肿大，获得性免疫缺陷综合征。

【鉴别诊断】

（1）尖锐湿疣：病因为 HPV 感染，为性传播疾病，好发部位为男、女外生殖器及肛周，典型表现为淡红色或污红色栗状大小赘生物，形状可有丘疹状、乳头状、菜花状、鸡冠状等，质软，顶端稍尖，无痛痒感，逐渐长大或逐渐增多，可继发化脓、恶臭。患者病变部位符合尖锐湿疣好发部位，但性状有所区别，该诊断可能性小。

（2）包皮龟头炎：为包皮内板及龟头的炎症，患处可有红斑、肿胀、糜烂渗出等表现，有疼痛、瘙痒表现，取分泌物可寻找致病菌，常见为念珠菌或滴虫。该诊断可能性小。

（3）梅毒：致病菌为梅毒螺旋体，为性传播疾病，分为Ⅰ、Ⅱ、Ⅲ期。Ⅰ期表现为硬下疳及近卫淋巴结肿大，多为单发、边界清楚的溃疡型表现，无痛，持续 4～6 周后可自愈。

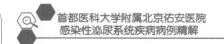
该诊断可能性小。

【治疗】

入院后经常规术前检查及准备，在全麻下行阴茎部分切除术＋双侧腹股沟淋巴结清扫术。术后病理回报：（阴茎）非角化型鳞状细胞癌，肿瘤累及固有膜，尿道及包皮切缘未见癌；（左侧腹股沟）淋巴结反应性增生，未见转移癌（0/6）；（右侧腹股沟）淋巴结转移性鳞癌（2/2）。

【随访】

术后 1 个月复诊入院给予顺铂 +5-FU 化疗治疗；5 个月及 10 个月复查泌尿系统增强 CT 示阴茎癌术后改变。

病例分析

本患者为阴茎癌，伴右侧腹股沟淋巴结转移癌。区域淋巴结有无转移、转移程度、能否根治切除是影响生存率的决定因素。有研究显示，无区域淋巴结转移的患者术后 5 年生存率可达 95%～100%，当出现单个腹股沟淋巴结转移时，5 年生存率降低到 80%；出现多个腹股沟淋巴结转移时，5 年生存率降低到 50%；出现盆腔及周围淋巴结转移时，5 年生存率则为 0。50% 阴茎癌患者就诊时可触及腹股沟区肿大的淋巴结。其中 25% 患者肿大的淋巴结与原发病灶引起的溃疡和炎症有关，经过 4～6 周抗生素治疗，肿大的淋巴结可消失。在腹股沟可触及肿大淋巴结的患者当中只有 50% 有淋巴结转移。此外，在未触及区域淋巴结肿大的患者当中，有 20% 伴有淋巴结转移。

为明确有无淋巴结转移，可进行前哨淋巴结活检。在有腹股沟淋巴结肿大的患者中，20% ~ 30% 伴有深部淋巴结或盆腔淋巴结肿大转移，这些患者为 N3 期。本期患者的治疗以减轻症状为目的，姑息手术用于控制浸润性或溃疡性原发肿瘤所致的疼痛和出血。根据患者全身情况、年龄等因素进一步选择放疗及化疗。阴茎癌的远处转移并不常见，发生率在 1% ~ 10%。通常发生在疾病晚期、原发灶切除之后。通常转移的部位包括肺、肝、骨、脑，转移至纵隔也有报道。通常采用手术治疗远处转移灶，同时可结合放疗和化疗。

病例点评

由于阴茎的淋巴结引流通向双侧腹股沟与盆腔淋巴结，当单侧腹股沟淋巴结有转移时，20% ~ 25% 对侧也可能受累，甚至有报道阴茎癌至少有 50% 转移是双侧的，故阴茎癌的髂腹股沟淋巴结清扫手术应该双侧同时进行。对临床上淋巴结检查阴性的患者，其中 20% 患者已有阴性转移灶，如果对此类患者全部进行清扫，则有 80% 患者会出现过度治疗，无益处而且还要面对诸多的并发症，包括伤口感染（20%）、皮瓣坏死（60%）、皮下血肿（23%）、深静脉血栓和下肢淋巴结水肿等；但进行预防性淋巴结清扫手术可提高生存率。观察和等待，当出现淋巴结阳性转移时再行清扫手术，可能延误有利的治疗时机，疗效会受到影响。对淋巴结阴性的患者，如何选择病例进行淋巴结清扫手术，有学者主张术中做前哨淋巴结活检，结果阴性可进行观察，但此法亦非完全可靠。由于阴茎癌的淋巴结

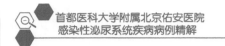

转移与原发肿瘤的分期、分级及肿瘤是否侵犯血管和淋巴管密切相关，所以，目前的观点是低危组即 Tis、Ta、T1G1～2，无血管及淋巴管浸润者，淋巴结转移的发生率＜10%，可密切随访；高危组即≥T2 或 G3，有血管和淋巴管浸润者，淋巴结转移的发生率＞50%，应进行积极的淋巴结清扫术。

参考文献

1. SHEN X，PARKER W，MILLER L，et al. Opportunities for use of radiation therapy in penile cancer based on patterns of care in the United States from 2007 to 2013[J]. Ther Adv Urol，2019，11：1756287219828972.

2. SONG L，WANG Y，WENG G. Metastasis in penile corpus cavernosum from esophageal squamous carcinoma after curative resection：a case report[J]. BMC Cancer，2019，19（1）：162.

3. GUEVARA J F A，FERNÁNDEZ S L，CLAROS O R，et al. Kaposi sarcoma of the penis in an HIV-negative patient[J]. Einstein（Sao Paulo），2019，17（1）：eRC4504.

（薛文瑞　黄　真　张　愚）

病例 16　合并乙型肝炎的妊娠期输尿管结石

病历摘要

【基本信息】

患者，女，28 岁。主诉：乙型病毒性肝炎，孕 24 周突发左侧腰痛，无肉眼血尿、发热。既往体健，无心脏病、高血压、糖尿病等，已产 1 子，5 岁，体健。无泌尿系结石病史。

【体格检查】

查体：生命体征平稳，心肺听诊无异常，腹平软，左侧输尿管走行区压痛（＋），左侧腰部叩击痛（＋）。妇科查体未见异常。

【辅助检查】

尿常规：尿潜血（＋），尿红细胞（＋），尿白细胞（－），亚硝酸盐（－）。泌尿系统 B 超：左侧输尿管可见直径约 0.8 cm 结石，左侧肾盂积水，左侧输尿管上段扩张。

【诊断】

左侧输尿管结石，妊娠 24 周，乙型病毒性肝炎。

【治疗】

患者首先就诊于妇产科，完善相关妇科查体及相关辅助检查，排除阑尾炎、先兆流产等疾病。B 超提示左侧肾积水，左侧输尿管结石直径 0.8 cm，考虑疼痛为结石引起。请泌尿外科会诊，于急诊下行左侧输尿管双 J 管置入术，术后疼痛明显缓解，复查 B 超提示肾积水缓解，保留支架管至分娩。因合并病毒性肝炎，行剖宫产，产 1 子 1 女，均经乙肝免疫球蛋白输注，行母婴传播阻断，加注乙肝疫苗，患儿均体健。分娩后 1 月余行经尿道输尿管激光碎石术，术后恢复良好。

【随访】

患者术后 1 个月，复查 B 超和腹部平片未见明显结石残留，肝功能未见异常，局麻下行输尿管支架管拔除，定期复查泌尿系统 B 超和尿常规，嘱大量饮水，避免结石复发，建议停止母乳喂养，避免母婴传播。

病例分析

妊娠期合并泌尿系结石临床较为少见，临床上处理不当，容易引发流产，加重孕妇感染，继而损伤肾功能，因此在治疗选择上要尤其慎重。

目前对于尿石症的病因并不完全明了，多数学者认为尿石症主要是由机体代谢紊乱如高血钙、内分泌失调，食用含尿酸高的食物等引起。妊娠妇女由于内分泌激素和尿路受压引起泌尿系统平滑肌松弛、输尿管蠕动减缓、尿流淤滞、排尿不畅，常伴有泌尿道感染，这些因素都会增加尿结石的发生。

泌尿系结石症状取决于结石的大小、形状、所在位置、是否合并感染及梗阻的程度。①无明显症状：固定于肾盂或肾盏内的不移动或无感染的结石一般无明显症状，多为妊娠期体检 B 超查出，一般不需要治疗。②疼痛：结石在泌尿道内移动可引起疼痛，呈持续性或阵发性发作，多为绞痛，由于结石移动嵌顿于输尿管时，疼痛可沿输尿管部位向膀胱、外生殖器、大腿内侧等处放射。③血尿：为泌尿系结石的常见症状，由于结石嵌顿、损伤尿路黏膜造成，肉眼血尿或镜下血尿都可发生。④泌尿系统感染：由于结石梗阻，肾盂及输尿管扩张积水，增加了细菌感染的风险，在急性期可有体温升高和寒战等症状。体征：多数可出现肾区叩击痛和输尿管走行区压痛，患侧可伴随肌肉痉挛和保护性肌紧张。

常用辅助检查如下。①尿常规：可见红细胞、脓细胞与上皮细胞，中段尿培养可发现致病菌。②肾功能检查：了解肾功能状况。③B 超：高分辨率超声可在泌尿系统内观察到强光团，为结石存在的特征，并且没有放射性损伤，为妊娠期诊断泌尿系结石的首选检查。④X 线片检查：尿路 X 线片检查有重要的诊断意义，但是因其对胎儿有一定影响，故妊娠期应避免做此检查。

妊娠期泌尿系结石的治疗，根据妊娠期限及有无感染而异。妊娠合并泌尿系结石应首先考虑保守治疗。黄体酮和阿托品具有解除输尿管平滑肌痉挛的作用，可舒张子宫平滑肌，对胎儿无不良影响，可作为治疗妊娠合并肾绞痛的一线用药。常用的排石药物在妊娠期禁用，容易导致早产或流产。

输尿管结石引起顽固性肾绞痛的患者，可先考虑留置输尿管支架管（D-J 管）解除尿路梗阻，缓解症状。逆行输尿管插管方法简便，无须麻醉，对孕妇创伤较小。距离预产期较远的孕妇，可以定期更换支架管。

输尿管镜下碎石术仅局限于输尿管内，且孕期输尿管相对较宽，手术创伤及对孕妇和胎儿的影响都很小，但其要在麻醉下进行，有一定的流产风险。

病例点评

此病例中妊娠期妇女合并泌尿系结石、乙型肝炎，在治疗中要以减少流产风险、尽可能解除梗阻为主，因此，选择创伤较小的 D-J 管可一期解除梗阻，缓解症状，待分娩后行二期手术治疗。剖宫产也大大降低了母婴传播的可能性。

参考文献

1. 吴君文，徐平 . 妊娠合并尿石症 23 例临床分析 [J]. 中级医刊，1996，31（7）：27-28.

2. 冯骏，张弋，王伟雄 . 妊娠期上尿路结石合并肾绞痛的急诊处理：附 21 例报告 [J]. 新医学，2009，40（8）：531-533.

3. 刘强 . 双 J 管留置对于妊娠期高血压疾病合并泌尿系结石患者临床影响 // 国际数字医学会 .2017 国际数字医学会数字中医药分会论文集 [C]. 长沙：湖南中医药大学期刊杂志社，2017：1.

4. 顾炜，徐耀庭，黄汝强，等 . 放置双 J 管治疗孕妇输尿管结石并发顽固性肾绞痛 15 例报告 [J]. 中华泌尿外科杂志，2006，27（11）：742-744.

（吴梦华　谢青南　张　愚）

病例 17　合并获得性免疫缺陷综合征的肾结石

病历摘要

【基本信息】

患者，男，32 岁。体检发现左侧肾结石，无明显腰痛，无肉眼血尿、发热。发现 HIV 感染 7 年，已规律服药近 4 年，未有间断。既往无心脏病、高血压、糖尿病病史，无手术史。

【体格检查】

生命体征平稳，心肺查体无异常，腹平软，双侧输尿管走行区无明显压痛，双侧肾区无明显叩击痛。

【辅助检查】

血常规未见明显异常。尿常规：尿白细胞（－），尿潜血（＋），尿红细胞（＋），亚硝酸盐（－）；血生化未见明显异常；病毒载量为 TND；辅助淋巴细胞检测 CD4 为 630。影像学检查：B 超示双侧肾多发结石，左侧肾结石最大直径约 0.8 cm；泌尿系统 CT 示左侧肾多发结石，最大直径约 0.8 cm，位于肾下盏。

【诊断】

左侧肾结石，获得性免疫缺陷综合征。

【治疗】

患者左侧肾多发结石，最大直径 0.8 cm，具备手术指征，

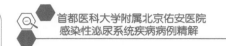

拟行输尿管软镜激光碎石术，预留左侧输尿管支架管 2 周，然后行经尿道输尿管镜激光碎石术，术中手术顺利，术后予以亚胺培南抗感染治疗，术后留置输尿管支架管。

【随访】

患者术后生命体征平稳，无发热，无明显感染征象，患者术后 1 个月复查腹部平片未见明显结石残留。术后嘱大量饮水，减少摄入含尿酸较多的食物，避免结石复发，术后定期复查泌尿系统 B 超，观察结石是否复发。

病例分析

肾结石为泌尿系统的常见病、多发病，男性发病多于女性，多发生于青壮年，左右侧的发病率无明显差异，90% 含有钙，其中草酸钙结石最常见。40% ～ 75% 肾结石患者有不同程度的腰痛。结石较大，移动度很小，表现为腰部酸胀不适，或在身体活动增加时有隐痛或钝痛。较小结石引发的绞痛常骤然发生，呈腰腹部刀割样阵发性剧烈疼痛。泌尿系统任何部位均可发生结石，但常始发于肾，肾结石形成时多位于肾盂或肾盏，可排入输尿管和膀胱，输尿管结石几乎全部来自肾脏。

影响结石形成的因素很多，如年龄、性别、种族、遗传、环境因素、饮食习惯和职业均与结石的形成相关。机体的代谢异常（如甲状旁腺功能亢进、皮质醇增多症、高血糖），长期卧床，营养缺乏（维生素 B_6 缺乏、缺镁饮食），以及尿路的梗阻、感染，异物和药物的使用是结石形成的常见病因。已经知

笔记

道的泌尿结石有 32 种成分，最常见的成分为草酸钙，其他成分包括磷酸铵镁、尿酸、磷酸钙及胱氨酸（一种氨基酸）等。本例患者合并 HIV 感染，长期口服抗病毒药物，增加了结石发生的风险。

肾结石的症状取决于结石的大小、形状、所在部位和有无感染、梗阻等并发症。肾结石患者大多没有症状，除非肾结石从肾脏掉落到输尿管造成输尿管阻塞。常见的症状有腰腹部绞痛、恶心、呕吐、烦躁不安、腹胀、血尿等。如果合并尿路感染，也可能出现畏寒、发热等现象。急性肾绞痛常使患者疼痛难忍。肾结石久未就诊，可出现严重的泌尿系统梗阻，引发肾功能不全，部分患者可出现尿闭，对患者有很大的危害。

CT 检查是目前结石诊断的首选。CT 检查可显示肾脏大小、肾脏轮廓、肾结石、肾积水、肾实质病变及肾实质剩余情况，还能鉴别肾囊肿或肾积水。B 超可对肾内有无结石及有无其他合并病变做出诊断，确定肾脏有无积水；尤其能发现 X 线透光的结石，还能对结石造成的肾损伤和某些结石的病因提供一定的证据。B 超也有一定的局限性，它不能鉴别肾脏的钙化与结石，不能直观地了解结石与肾之间的关系，也不能看出结石对肾的具体影响。X 线片检查是诊断尿路结石最重要的方法，包括尿路平片、排泄性尿路造影、逆行肾盂造影、经皮肾穿刺造影等。

治疗方法包括：①一般治疗：大量饮水，控制饮食，去除诱因。②对症治疗：解痉镇痛，控制感染，消除血尿。③外科治疗：疼痛不能被药物缓解或结石直径较大时，应考虑采取外科治疗措施，其中包括体外冲击波碎石治疗、输尿管内放置支架，还可以配合经输尿管镜碎石取石术、经皮肾镜碎石术。

病例点评

本例患者结石负荷较大，因此采用经皮肾镜碎石术，建立经皮肾通道，能有效增加结石清除率，最大化获得收益。患者结石最大直径小于 1 cm，行输尿管软镜治疗相对容易处理，同样可以达到经皮肾镜碎石术的效果，且采用经自然腔道手术，创伤更小。关于合并 HIV 感染，在治疗泌尿系结石时，只要患者 HIV 感染得到有效控制，CD4 接近正常，便可恢复与正常患者无明显差异。

参考文献

1. 吴飞. 肾结石应用输尿管软镜和经皮肾镜治疗的临床效果及术后并发症分析 [J]. 世界最新医学信息文摘，2019，19（15）：111-112.
2. 孙颖浩，戚晓升，王林辉，等. 输尿管软镜下钬激光碎石术治疗肾结石（附51例报告）[J]. 中华泌尿外科杂志，2002，23（11）：681-682.
3. 李建兴，田溪泉，牛亦农，等. B 超引导经皮肾镜气压弹道联合超声碎石术治疗无积水肾结石 [J]. 中华外科杂志，2006，44（6）：386-388.

（吴梦华　谢青南　张　愚）

病例 18 肝硬化合并输尿管结石

病历摘要

【基本信息】

患者，男，52岁。突发右侧腰痛，疼痛向下腹部放射，无肉眼血尿，无发热。既往肝病病史，合并乙型病毒性肝炎，肝硬化，规律行抗病毒治疗。既往无心脏病、高血压、糖尿病病史。

【体格检查】

生命体征平稳，心肺查体无异常，腹膨隆，肋下 2 cm 可触及肝脏，质硬，脾脏可触及，右侧输尿管走行区压痛（＋），双侧肾区叩击痛（－）。

【辅助检查】

血常规：血小板 65×10^9/L。尿常规：尿白细胞（－），尿潜血（＋），尿红细胞（＋），亚硝酸盐（－）。血生化：谷丙转氨酶 46 U/L，谷草转氨酶 25 U/L，白蛋白 22 g/L。辅助检查：泌尿系统 CT 平扫示右侧输尿管下段结石，直径约 0.6 cm，右侧输尿管及肾盂扩张积水。

【诊断】

右侧输尿管结石，乙型病毒性肝炎，肝硬化，低白蛋白血症，血小板减低。

【治疗】

患者入院后行对症治疗，纠正低白蛋白血症，予以输注血小板、人血白蛋白保肝治疗，肌注盐酸哌替啶镇痛治疗。血小板及白蛋白有所纠正后，于全麻下行经尿道输尿管镜激光碎石术，术中手术顺利，完整清除结石，留置 D-J 管，术后再次输注血小板对症治疗。

【随访】

患者既往有肝硬化病史，凝血功能异常，予以输注血小板纠正，术后恢复顺利，未见明显活动性出血，术后 1 个月拔除D-J 管，复查 B 超及腹部平片未见输尿管结石，嘱大量饮水，预防结石复发。

病例分析

输尿管结石为泌尿系统常见疾病，其主要成分是草酸钙、磷酸钙、碳酸钙、尿酸盐、胱氨酸、黄嘌呤等。输尿管结石多数来自肾脏，包括肾结石和体外震波后结石碎块。另外，有输尿管狭窄、憩室、异物等诱发因素时，尿液潴留和感染也会促使产生输尿管结石。

输尿管结石临床表现如下。①疼痛：输尿管结石患者绝大多数出现疼痛，以患侧腰部剧痛为主，可向下腹部或会阴放射，可呈阵发性或持续性。②血尿：血尿是输尿管结石另一主要症状，疼痛时，往往伴发肉眼血尿或镜下血尿，以后者居多。大量肉眼血尿并不多见。体力劳动后血尿可加重。患者偶可因无痛血尿而就医。③发热：当尿路梗阻时间较长时，可继发泌尿系统感染，引起全身性症状，可出现高热，严重者可出现寒战。④消化道症状：输尿管结石嵌顿刺激支配输尿管神经，引发肠道反应，可表现为恶心、呕吐、腹泻等，需与其他疾病相鉴别。

CT 检查是目前结石诊断的首选。CT 检查可显示输尿管结石具体位置及大小，还能观察肾脏大小、肾脏轮廓、肾结石、肾积水、肾实质病变及肾实质剩余情况。B 超可对肾内有无结石及有无其他合并病变做出诊断，确定肾脏有无积水；尤其能发现 X 线透光的结石，还能对结石造成的肾损伤和某些结石的病因提供一定的证据。B 超也有一定的局限性。X 线片检查是诊断尿路结石最重要的方法，包括尿路平片、排泄性尿路造影、逆行肾盂造影、经皮肾穿刺造影等。尿常规是基本泌尿系统检查，输尿管结石发作时可出现尿常规中尿潜血阳性，可见少量红细胞、白细胞。

治疗包括非手术治疗和手术治疗。①非手术治疗：适用于结石直径小于 0.6 cm、肾功能无明显影响、无尿路感染的患者，治疗方法包括大量饮水、解痉镇痛、服用中药、适当活动等。②手术治疗：目前主要包括体位冲击波碎石术、输尿管镜碎石术、腹腔镜下切开取石术。目前随着微创观念的深入，越来越多的经自然腔道手术已经得到充分开展。

病例点评

病例中患者合并肝硬化、凝血功能异常，对于体外冲击波碎石有相对禁忌证，因此在纠正一般情况后才行经尿道输尿管镜下碎石术。手术过程中操作轻柔，减少了术中出血；完整清除结石，取得了良好的手术效果。因此，凝血功能异常并不是绝对的手术禁忌证，在做好充分术前准备的情况下也可以酌情选择手术治疗。

参考文献

1. 项彬斌，苏钢锋. 输尿管镜下钬激光碎石与气压弹道碎石术治疗输尿管结石的疗效比较 [J]. 浙江创伤外科，2019，24（1）：71-72.

2. 俞慧琴，李瑞鹏，诸靖宇. 输尿管结石患者经输尿管软镜取石术后发生院内感染的危险因素及预防措施 [J]. 中华全科医学，2019，17（2）：303-305，320.

3. 刘辉. 肝炎肝硬化患者的肝功能检验结果分析 [J]. 数理医药学杂志，2019，32（3）：360-361.

（刘建威　谢青南　张　愚）

病例 19 合并获得性免疫缺陷综合征的睾丸癌

病历摘要

【基本信息】

患者，男，45 岁。因发现左侧睾丸肿大 1 年入院，无发热、寒战、局部疼痛。既往诊断获得性免疫缺陷综合征 1 年，未予以重视及治疗，CD4$^+$T 细胞亚群及病毒载量未检测。

【体格检查】

阴囊皮肤无红肿，左侧阴囊可触及明显肿大睾丸，与附睾界限不清，无压痛，右侧睾丸阴性。

【辅助检查】

增强 CT 提示左侧睾丸区明显肿大，可见团块影，与正常睾丸界限不清，增强扫描明显强化。甲胎蛋白正常，人绒毛膜促性腺激素 14.56 IU/L。

【诊断】

左侧睾丸癌，获得性免疫缺陷综合征。

【治疗】

患者入院后完善检查，根据 CT 结果，做相关肿瘤标志物检查，考虑睾丸癌诊断基本明确，确认无手术禁忌证后，积极行左侧睾丸切除术，术后恢复顺利，病理提示睾丸精原细胞瘤，精索断端可见癌细胞浸润。

【随访】

患者术后恢复满意，因患者合并获得性免疫缺陷综合征，免疫力低下，肿瘤进展快，病理提示切缘阳性，1个月后复查CT提示腹膜后多发淋巴结转移，患者放弃放化疗。综合以上因素，患者预后较差，预期寿命短暂。

病例分析

睾丸肿瘤较为少见，仅占泌尿系统肿瘤的 5%，占男性肿瘤的 1% 左右，目前发病原因尚不清楚，危险因素包括隐睾或睾丸未降、Klinefelter 综合征、家族遗传、对侧睾丸肿瘤和不孕不育。

【分类】

睾丸肿瘤分原发性和继发性两类，绝大多数都是原发性的，继发性极为罕见。睾丸肿瘤以恶性为主，其中生殖细胞肿瘤占 90% ～ 95%，非生殖细胞肿瘤占 5% ～ 10%。在生殖细胞肿瘤中以精原细胞瘤最常见，占睾丸原发性肿瘤的 40% ～ 50%；胚胎性癌次之，占 20% ～ 30%；再次为畸胎瘤，约为 10%，统称为非精原细胞瘤。两种睾丸肿瘤的来源在生物学特性及治疗方案上有一定的差别。

睾丸肿瘤好发于 30 ～ 40 岁男性，表现为一侧或双侧睾丸无痛性肿大，少数患者可出现远处转移相关表现，约 7% 的患者会出现男性女乳症，极少数患者以男性不育就诊。血清肿瘤标志物检查主要包括甲胎蛋白、人绒毛膜促性腺激素、乳酸脱氢酶，乳酸脱氢酶主要用于转移性睾丸肿瘤患者，精原细胞瘤出现肿瘤标志物升高者为 30% 左右，90% 非精原细胞瘤会出现肿瘤标志物的升高，纯精原细胞瘤一般不会出现甲胎蛋白升高，其肿瘤标志物的升高以人绒毛膜促性腺激素升高为主；阴囊超声可对睾丸肿瘤做出初步诊断，腹盆腔增强 CT 可进一步明确肿瘤进展情况及远处淋巴结是否转移，PET 可用来识别远处微小转移灶。

一旦确定为睾丸肿瘤，均应先行根治性睾丸切除术，之后根据病理检查结果决定进一步治疗方案，治疗分为以手术治疗、放射治疗及化学治疗为基础的单独治疗和综合治疗，根据肿瘤分期，对于术后病理最为常见的精原细胞瘤和非精原细胞瘤，治疗方案差异较大。对局限性精原细胞瘤可采用根治性睾丸切除术和腹膜后外放射治疗，治愈率可达 90% 以上，对于部分依从性好的患者也可对病情进行随访观察，不采取预防性的局部放射治疗。对有转移的精原细胞瘤则采用以卡铂为中心的化疗方案，缓解率约 90%。对局限性非精原细胞瘤，由于其对放疗不敏感，无法进行预防性的局部放疗，可对患者进行密切随访。对于发生远处转移的非精原细胞瘤，由于部分类型肿瘤对化疗敏感，可采用以顺铂为中心的化疗方案，若转移仅局限于腹膜后淋巴结，可考虑行腹膜后淋巴结清扫术，再辅以化疗。

病例点评

　　该病例中患者睾丸肿瘤诊断较为明确，通过肿瘤标志物的检查，可做出精原细胞瘤的推测，治疗上行左侧睾丸根治性切除术，睾丸肿瘤的治疗对于泌尿外科医生来说驾轻就熟，但是本病例的特点是患者合并获得性免疫缺陷综合征，由于免疫监视的缺失，其肿瘤进展明显快于常人，这一点我们从病理结果及术后随诊可以看出，因此对于这一类患者的肿瘤疾病，更要做到早发现、早治疗，尽可能地提高治疗效果。另外，对于艾滋病患者而言，术后的放化疗有可能进一步摧毁他们本就脆弱的免疫系统，因此在放化疗前一定要做好免疫评估，避免适得其反。

参考文献

1. 郝宗耀，叶元平，刘明，等 .152 例睾丸肿瘤的临床诊治分析 [J]. 现代泌尿生殖肿瘤杂志，2013，5（3）：139-142.
2. 那彦群 . 中国泌尿外科疾病诊断治疗指南手册 [M]. 北京：人民卫生出版社，2013.

（张萌萌　朱志强　张　愚）

病例 20　合并获得性免疫缺陷综合征的肾盂输尿管连接部狭窄

病历摘要

【基本信息】

患者，男，20 岁。因发现右侧肾结石 1 年入院，无发热、寒战、局部疼痛。既往诊断获得性免疫缺陷综合征 1 年，规律抗病毒治疗。

【体格检查】

生命体征正常，神志清楚，皮肤、巩膜无黄染，心肺查体无异常，腹部平软，无压痛、反跳痛、肌紧张，肝脾肋下未触及，移动性浊音阴性，双下肢无水肿。专科查体：双侧肾区无隆起，右侧肾区轻叩痛，左侧肾区（−），输尿管走行区无压痛，膀胱区无隆起。双侧腹股沟淋巴结未触及明显肿大，外阴发育正常。

【辅助检查】

泌尿系统彩超提示右侧肾多发结石，较大者直径 7 mm，泌尿系统增强 CT 提示右侧肾盂扩张积水，可见多发结石。肌酐 58.5 μmol/L，尿素氮 4.36 IU/L。CD4$^+$T 淋巴细胞绝对值 358/μL。

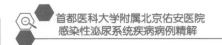

【诊断】

右侧肾盂输尿管连接部狭窄，右侧肾结石，右侧肾积水，获得性免疫缺陷综合征。

【治疗】

患者入院后完善检查，根据增强 CT 结果，右侧肾结石诊断明确，进一步查看排泄期影像，发现右侧肾盂输尿管连接部狭窄，与患者反复右侧肾结石病史相符，确认无手术禁忌证后，积极行腹腔镜下右侧肾盂切开取石＋肾盂成形术，术后恢复顺利。

【随访】

患者术后恢复满意，拔除支架管后，复查彩超示右侧肾积水较前明显改善，无明显结石残留。

病例分析

【定义】

先天性肾盂输尿管连接部狭窄（ureteropelvic junction obstruction，UPJO）是由于各种先天性因素导致肾盂内尿液向输尿管排泄受阻，伴随肾集合系统扩张并继发肾损伤的一类疾病。主要表现为肾盂输尿管连接部（ureteropelvic junction，UPJ）肌层肥厚、纤维组织增生，常伴有高位输尿管开口。

【病因】

UPJO 的病因很多，确切病因尚不明确，可能由于异位血管压迫，如来自肾动脉主干或腹主动脉供应肾下极的迷走血管跨越肾盂输尿管连接部增加肾盂排空的阻力；除此之外还有少见的纤维索带压迫、局部粘连或动力性因素。

诊断时首先注意对病史的询问，由于产前彩超的广泛应用，越来越多的病例在产前就已经发现，需仔细询问肾积水程度的变化，其临床表现根据确诊年龄而异，疼痛、肉眼血尿及尿路感染多见于儿童期，成人可无明显临床表现，仅体检时发现，可在大量饮水后出现腰痛，部分患者可合并肾结石，极少数患者可因肾盂受到外力发生破裂而表现为急腹症；部分双侧病变的患者则是肾功能出现损伤后就诊。辅助检查：尿常规可有镜下血尿或肉眼血尿，合并感染时有脓细胞，尿培养有致病菌；肾功能不全时血尿素氮、肌酐可增高；B超可明确肾积水程度及有无合并肾结石；增强CT可明确狭窄部位、狭窄程度，及有无异位血管、纤维条索压迫等表现；MRI已被广泛应用于尿流梗阻性疾病的诊断。尤其是MR尿路成像对梗阻的定位及定性诊断很有帮助，其影像与尿路造影相似；肾图是常用的评价肾脏排泄功能受损程度的方法，可测定分肾功能和显示上尿路是否存在梗阻，有助于进一步明确手术方案。

对于依从性良好的轻度UPJO患者可随访观察，成年后发现的UPJO以手术治疗为主，目的是解除肾盂出口梗阻，最大限度地恢复肾功能和维持肾脏的生长发育。手术指征包括分侧肾功能受损（GFR ≤ 40%），非手术随访中发现患侧肾功能下降超过10%或B超下肾盂积水增大，以及合并患侧腰痛、高血压、继发结石形成或是反复尿路感染。手术方式包括离断性肾盂成形术、腔内肾盂切开术或单纯的支架管置入术，其中肾盂离断成形术是治疗 UPJO 的金标准，成功率在 90% 左右。

病例点评

该病例中患者以右侧肾多发结石就诊，入院行增强 CT 检查后发现右侧肾盂输尿管连接部狭窄，其治疗方案发生了本质的变化，UPJO 的治疗是针对病因的治疗，现今随着腹腔镜技术的普及，腹腔镜下肾盂成形术的成功率越来越高，就本病例来讲，可同时行一期肾盂切开取石术，如若仅仅处理结石，无论哪种手术方式都是不符合结石处理原则的，目前机器人辅助腹腔镜手术使腹腔镜下缝合技术变得更容易，在手术时间、术后并发症发生率及成功率方面没有显著差异，反而更具优势。随着腔内手术器械和手术方法的改进，腔内手术治疗肾盂输尿管连接部梗阻的成功率已逐渐提高。腔内手术具有创伤小、恢复快、并发症少等优点，有望成为治疗成人肾盂输尿管连接部梗阻的首选方法。常见的腔内手术有经皮肾穿刺肾盂内切开术和输尿管镜肾盂内切开术等，但术前明确狭窄段长度超过 2 cm 或有异位血管者不宜行腔镜下肾盂内切开术。

参考文献

1. 康延杰，霍庆祥，孙建涛 . 经腹腔途径腹腔镜肾盂成形术的临床效果分析 [J]. 腹腔镜外科杂志，2016，21（6）：471-473.

2. 李钊伦，李和程，种铁，等 . 两定点连续缝合技术在后腹腔镜离断式肾盂成形术中的应用 [J]. 现代泌尿外科杂志，2014（11）：724-727.

3. 吴红章，邱敏，卢剑，等 . 后腹腔镜肾盂离断成形术治疗肾盂输尿管连接部梗阻的经验及中期随访报告 [J]. 中国微创外科杂志，2014，14（3）：228-230.

4. 张旭 . 泌尿外科腹腔镜与机器人手术学 [M]. 北京：人民卫生出版社，2015.

5. 赖晨，刘卫东，陈湘 . 等 . 单孔后腹腔镜下离断式肾盂成形术治疗肾盂输尿管连接部梗阻（附 15 例报告）[J]. 中国内镜杂志，2013，19（9）：957-960.

（张萌萌　朱志强　张　愚）

病例 21　合并获得性免疫缺陷综合征的良性前列腺增生

病历摘要

【基本信息】

患者，男，74 岁。因渐进性排尿困难 4 年余入院，伴尿频、尿急、尿不尽、尿线变细，无尿潴留、肉眼血尿、乏力、消瘦等不适，口服药物治疗效果欠佳。既往诊断获得性免疫缺陷综合征 6 年，规律抗病毒治疗，$CD4^+T$ 细胞亚群及病毒载量未检测。

【体格检查】

前列腺指诊（PSA 抽血后）肛门括约肌张力正常，可触及前列腺Ⅲ度肥大，中央沟变浅，表面无结节，无压痛。

【辅助检查】

泌尿系统彩超双侧肾、输尿管、膀胱未见明显异常。前列腺彩超显示前列腺体积为 5.5 cm×4.6 cm×3.9 cm，测残余尿量 120 mL，PSA 3.3 ng/mL，尿动力学检查提示膀胱出口梗阻，最大尿流率 7 mL/s，逼尿肌压力 40 mmHg。

【诊断】

良性前列腺增生症，获得性免疫缺陷综合征。

【治疗】

患者入院后完善免疫相关检查，完善尿动力学检查提示膀胱出口梗阻，逼尿肌压力 40 mmHg，PSA 3.3 ng/mL，结合前列腺指诊，可基本除外前列腺癌可能，良性前列腺增生症诊断成立，确认无手术禁忌证后，积极行经尿道膀胱肿瘤电切术，术中可见两侧叶明显增生，术后恢复顺利，病理提示前列腺良性增生组织。

【随访】

患者术后恢复满意，随访时自述排尿通畅，夜间起夜次数明显减少，测尿流率可达 14 mL/s，患者满意度高。

病例分析

良性前列腺增生（benign prostatic hyperplasia，BPH）是引起中老年男性排尿障碍最常见的一种良性疾病，主要表现为组织学上的前列腺间质和腺体成分的增生、解剖学上的前列腺增大、尿动力学上的膀胱出口梗阻和以下尿路症状为主的临床症状。

BPH 的发生必须具备年龄的增长及有功能的睾丸两个重要条件，因此随着年龄的增长，排尿困难等症状会随之增加，60 岁时发病率大于 50%。

以下尿路症状为主诉就诊的 50 岁以上男性患者，首先应该考虑 BPH 的可能。仔细询问病史，尤其是腰椎外伤史、盆腔手术史、糖尿病病史、脑血管病史、服药史，以排除其他可

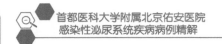
能影响排尿的因素，并进行前列腺症状评分和生活质量指数评分。体格检查以直肠指诊最为重要，可以了解前列腺大小、形态、质地、有无结节及压痛、中央沟是否变浅或消失，以及肛门括约肌张力，同时可对前列腺癌做初步筛查，必要时还可进行神经系统查体。辅助检查包括 PSA 筛查、泌尿系统彩超、前列腺彩超、尿动力学检查，尤其对于怀疑有神经系统病变或糖尿病病史所致神经源性膀胱者，尿动力学检查必不可少，同时可对手术效果做出一般性评价。

良性前列腺增生的治疗包括观察等待、药物治疗、手术和微创治疗。①观察等待适用于轻度下尿路症状的患者或者中度以上症状但生活质量尚未受到明显影响的患者，包括患者教育、生活方式指导、定期随访。②药物治疗：目标是延缓疾病的进展，预防并发症的发生，常用药物有 α 受体阻断剂、5α-还原酶抑制剂、植物制剂、中药。③手术和微创治疗：适应证为反复尿潴留、反复血尿、药物治疗无效、反复泌尿系统感染、膀胱结石、继发性上尿路积水。微创治疗包括经尿道前列腺切除术（transurethral resection of prostate，TURP）、等离子电切、经尿道激光手术，前列腺体积大于 80 mL，特别是合并膀胱结石、膀胱憩室需一并切除者，可考虑开放性前列腺摘除手术。

📋 病例点评

高龄是良性前列腺增生患者的重要特点之一，术前首先要行前列腺癌的筛查，在此基础上完成尿动力学检查，以除外神

笔记

经系统病变或糖尿病所致神经源性膀胱，同时可对手术效果做出初步预判，TURP 已经发展成为一个金标准，具有疗效确切、术后恢复快、创伤小等诸多优点，但同时也存在一定局限性。近年来，经尿道双极等离子电切术、经尿道激光手术在前列腺增生治疗中得到了广泛应用。对于本病例中合并获得性免疫缺陷综合征的患者术前需要对其免疫功能进行监测，如果免疫功能过于低下，可在控制并发症的前提下，改善免疫功能，建议在 CD4$^+$ T 细胞亚群到达 200 以上时，再考虑手术，以尽量减少术后尿道热的发生及其他系统相关感染的发生。

参考文献

1. 王录文，张争春，何士军. 经尿道等离子前列腺切除术患者术前术后性生活状况对比分析 [J]. 中国性科学，2016，25（7）：21-24.
2. 邱承俊，敖劲松，汪波，等. 经尿道前列腺电切术和经尿道等离子前列腺剜除术对前列腺增生患者性功能的影响研究 [J]. 中国性科学，2016，25（5）：17-20.
3. 章俊，王曦龙，史朝亮，等. 1470 nm 半导体激光前列腺汽化剜除术治疗复杂性良性前列腺增生（附 80 例报告）[J]. 现代泌尿外科杂志，2017，22（3）：173-175，180.

（张萌萌　朱志强　张　愚）

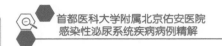

病例 22　压力性尿失禁

病历摘要

【基本信息】

患者，女，58 岁。因发现尿道口溢尿 2 年入院，运动或咳嗽后加重。否认既往糖尿病病史、脑血管病史、腰椎外伤史，经阴道分娩 2 次。

【体格检查】

生命体征正常，神志清楚，皮肤、巩膜无黄染，心肺查体无异常，腹部平软，无压痛、反跳痛、肌紧张，肝脾肋下未触及，移动性浊音阴性，双下肢无水肿。双侧肾区无隆起，无叩痛，输尿管走行区无压痛，膀胱区无隆起，按压下腹可见尿液自尿道口溢出。双侧腹股沟淋巴结未触及明显肿大，外阴发育正常，直肠指诊肛门括约肌肌力正常。

【辅助检查】

泌尿系统彩超未见明确异常，残余尿彩超提示残余尿量约 20 mL，泌尿系统 CT 提示膀胱形态正常，未见明显异常。血肌酐 74 μmol/L，尿素氮 5.56 IU/L。尿动力学检查提示未引出储尿期逼尿肌不自主收缩，最大尿流率 13 mL/s，逼尿肌压力 25 mmHg，膀胱顺应性正常，功能性尿道长度缩短。

【诊断】

压力性尿失禁。

【治疗】

患者入院后完善检查，根据患者症状、体征、辅助检查考虑压力性尿失禁诊断基本明确，尿动力学结果可除外急迫性尿失禁、膀胱出口梗阻可能，行尿道中段悬吊术。

【随访】

患者术后恢复满意，尿道口不自主溢尿症状基本消失，无排尿困难、尿频、尿急、尿痛等不适。

病例分析

压力性尿失禁（stress urinary incontinence，SUI）是指因打喷嚏、咳嗽、大笑或运动等导致腹压增高时出现不自主的尿液自尿道口漏出。尿动力学检查表现为充盈性膀胱测压时，在腹压增高而无逼尿肌收缩的情况下出现不随意的漏尿。中国成年女性 SUI 的患病率高达 18.9%，在 50 ～ 59 岁年龄段，SUI 的患病率最高为 28.0%。

发病因素如下。①年龄：随着年龄增长，女性尿失禁患病率逐渐增高，高发年龄为 45 ～ 55 岁。年龄和尿失禁的相关性可能与随着年龄增长而出现盆底松弛、雌激素减少和尿道括约肌退行性变等因素有关。一些老年常见疾病，如慢性肺部疾病、糖尿病等，也可促进尿失禁进展。②生育：生育的胎次与尿失禁的发生呈正相关性。年龄过大的生育者，尿失禁发生的

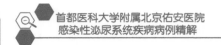
可能性较大，经阴道分娩的女性比剖宫产的女性更易发生尿失禁，行剖宫产的女性比未生育的女性发生尿失禁危险性要大，使用助产钳、吸胎器、催产素等加速产程的助产技术同样有增加尿失禁的可能性，大体重胎儿的母亲发生尿失禁危险性也大。③盆腔脏器脱垂：压力性尿失禁和盆腔脏器脱垂紧密相关，二者常伴随存在。盆腔脏器脱垂患者盆底支持组织平滑肌纤维变细、排列紊乱、结缔组织纤维化和肌纤维萎缩可能与压力性尿失禁的发生有关。④肥胖：肥胖女性发生压力性尿失禁的概率显著增高，减肥可降低尿失禁的发生率。⑤种族和遗传因素：遗传因素与压力性尿失禁有较明确的相关性，压力性尿失禁患者患病率与其直系亲属患病率显著相关。

分型诊断并非必须，但对于临床表现与查体不甚相符及经初步治疗效果不佳的患者，建议进行尿失禁的分型诊断。主要分为尿道高活动型 SUI 和尿道固有括约肌缺陷（intrinsic sphincter deficiency，ISD）型 SUI。这可以通过尿动力学检查结果进行分型。

通过腹部漏尿点压（abdominal leakage point pressure，ALPP）结合影像尿动力学检查进行分型：Ⅰ型 SUI，$ALPP \geqslant 90\ cmH_2O$（$1\ cmH_2O=0.098\ kPa$）；Ⅱ型 SUI，$ALPP\ 60 \sim 90\ cmH_2O$；Ⅲ型 SUI，$ALPP \leqslant 60\ cmH_2O$。

Ⅰ型和Ⅱ型 SUI 为尿道高活动型 SUI，Ⅲ型 SUI 为 ISD 型 SUI。

以最大尿道闭合压（maximum urethral closure pressure，MUCP）进行分型：$MUCP > 20\ cmH_2O$（或 $> 30\ cmH_2O$）提

示尿道高活动型 SUI；MUCP ≤ 20 cmH$_2$O（或 ≤ 30 cmH$_2$O）提示 ISD 型 SUI。

　　诊断过程具体包括：①病史，包括全身状况，SUI 症状，漏尿次数及严重程度，泌尿系统的其他症状，其他病史（既往病史、月经生育史、生活习惯、活动认知能力、并发疾病和使用药物情况、盆腔手术史和放疗史等），患者预期的治疗效果。②查体，包括一般状态、全身检查、专科检查和神经系统检查。专科检查应了解外生殖器有无盆腔器官脱垂及程度，外阴部有无长期感染所引起的异味、皮疹；双合诊检查了解子宫位置、大小和盆底肌收缩力等；肛门指诊检查肛门括约肌肌力及有无直肠膨出；神经系统检查包括会阴感觉、球海绵体肌反射及肛门括约肌肌力的检查。③辅助检查，一般检查多无阳性发现，尿动力学检查主要用于与其他类型尿失禁鉴别诊断，明确手术指征及手术禁忌，其分型诊断同上。

📋 病例点评

　　该病例中患者症状典型，根据尿动力学检查结果可除外其他类型尿失禁，压力性尿失禁非手术治疗方法主要有行为治疗、盆底肌训练、盆底肌电刺激、药物治疗，以上保守治疗方法往往效果有限，目前手术治疗是治疗压力性尿失禁、明显改善症状的明智之举。随着临床的广泛应用，尿道中段吊带术的安全性和预后也得到了学者们的认可，Altman 等报道置入吊带并不会增加后期罹患癌症的风险。在无张力阴道吊带（tension-free vaginal tape，TVT）术式的基础上，人们又研发出了经闭孔尿道吊带悬吊术（trans-obturator tape，TOT）、经闭孔阴道无张力悬吊术（tension-free vaginal tape-obturator，TVT-O）等术式，现与 TVT 术一并成为临床医生的一线选择。近年来，相对于传统尿道中段吊带术，单切口尿道中段吊带术逐渐在临床崭露头角。目前应用于临床的单切口吊带分类根据术式可分为 TVT-Secur、MiniArc、Ajust、Needleless、Tissue Fixation System、Ophira 和 CureMesh。

参考文献

1. NAMBIAR A，CODY J D，JEFFERY S T，et al. Single-incision sling operations for urinary incontinence in women [J].Cochrane Database Syst Rev，2017，7：CD008709.

2. ALTMAN D，ROGERS R G，YIN L，et al.Cancer risk after midurethral sling surgery using polypropylene mesh [J].Obstet Gynecol，2018，131（3）：469-474.

3. 蒙学兵，左超，韩阳军，等 . 经闭孔途径 3 种不同类型吊带治疗女性压力性尿失禁疗效比较 [J]. 中国性科学，2018，27（7）：94-97.

（张萌萌　朱志强　张　愚）

病例 23　原发性醛固酮增多症

病历摘要

【基本信息】

患者，男，51 岁。因发现血压升高 7 年入院，血压最高达 170/110 mmHg，口服利血平、厄贝沙坦、吲哒帕胺效果不佳，无头晕、心悸、乏力、多汗、满月脸、水牛背、皮肤色素沉着等表现。1 周前体检发现右侧肾上腺占位，大小约 2 cm，无明显强化。既往无其他病史。

【体格检查】

体温 36.5 ℃，脉搏 79 次 / 分，血压 169/97 mmHg，神志清楚，皮肤、巩膜无黄染，心肺查体无异常，腹部平软，无压痛、反跳痛、肌紧张，肝脾肋下未触及，移动性浊音阴性，双下肢无水肿。双侧肾区无隆起，无叩痛，输尿管走行区无压痛，膀胱区无隆起。双侧腹股沟淋巴结未触及明显肿大，外阴发育正常。

【辅助检查】

生化：钠 144.5 mmol/L，钾 2.94 mmol/L ↓，钙 2.21 mmol/L，血管紧张素 Ⅱ 243.73 pg/mL；卧位醛固酮 183.77 ng/dL；去甲肾上腺素 17.56 pg/mL。心脏彩超：左心射血分数 67%，左心室的重量指数 158.32 g/m²，室间隔及左心室壁增厚。泌尿系统增强 CT：右侧肾上腺占位病变大小约 2 cm，增强扫描无明显强化，考虑腺瘤。

【诊断】

原发性醛固酮增多症，右侧肾上腺腺瘤。

【治疗】

患者入院后完善检查，根据临床表现、肾上腺生化、CT 结果，原发性醛固酮增多症诊断明确，积极予以特拉唑嗪、螺内酯控制血压、血钾 1 周，适度补液 1 周，血压控制满意、血钾正常后，行腹腔镜下右侧肾上腺腺瘤切除术，术后患者病情稳定。

【随访】

术后 3 个月患者入院复查，血钾正常，血压 140/90 mmHg 左右，复查 CT 可见右侧肾上腺区术后改变，无肿瘤复发迹象。

病例分析

原发性醛固酮增多症是一种以高血压伴或未伴低血钾、低肾素及高醛固酮为主的内分泌疾病，其病理种类多样，临床常见有肾上腺皮脂腺癌、特发性肾上腺皮质增生及原发性肾上腺皮质增生等。

原发性醛固酮增多症主要分为 6 型，即醛固酮瘤、特发性醛固酮增多症（特醛症）、原发性肾上腺皮质增生、家族性醛固酮增多症、分泌醛固酮的肾上腺皮质癌、异位醛固酮分泌瘤或癌。

临床表现如下。①高血压：多数患者血压大幅升高，但恶性高血压罕见，舒张压升高显著。原发性醛固酮增多症可能伴随顽固性高血压，其定义为即使坚持使用适当的含利尿药在内的 3 种降压药物治疗方案后血压仍不达标；但极少数患者可不伴高血压。②低血钾导致神经肌肉功能障碍：肌无力及周期性瘫痪甚为常见。一般来说，血钾越低，肌肉受累越重，常见诱因为劳累，或服用氢氯噻嗪、呋塞米等促进排钾的利尿药，但多数并不明显；肢端麻木、手足搐搦也为其表现。在低钾严重时，由于神经肌肉应激性降低，手足搐搦可较轻或不出现，而在补钾后，手足搐搦往往变得明显；少数患者可血钾正常。③肾脏表现：因大量失钾，肾小管上皮细胞呈空泡变形，浓缩功能减退，伴多尿，尤其是夜尿多，继发口渴、多饮，常易并发尿路感染，尿蛋白增多，少数可发生肾功能减退。④心脏表现：心电图呈低血钾图形；心律失常较常见者为阵发性室上性心动过速，最严重时可发生心室颤动。⑤其他表现：儿童患者有生长发育障碍，与长期缺钾等代谢紊乱有关，缺钾时胰岛素释放减少，作用减弱，可出现糖耐量减低。

需要对以下患者重点进行原发性醛固酮增多症筛查：持续性血压＞ 160/100 mmHg、难治性高血压（联合使用 3 种降压药物，其中包括利尿药，血压仍＞ 140/90 mmHg；或联合使用 4 种及 4 种以上降压药物，血压才能达到＜ 140/90 mmHg）；高血压合并自发性或利尿药所致低钾血症；高血压合并肾上腺意外瘤；有早发性高血压家族史或早发（小于 40 岁）脑血管意外家族史的高血压患者；原发性醛固酮增多症患者伴有高血压的一级亲属；高血压合并阻塞性呼吸睡眠暂停（obstructive

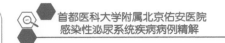

sleep apnea，OSA）者。结合肾上腺生化、影像学检查，便可对原发性醛固酮增多症进行分型诊断。

对于一侧肾上腺功能性腺瘤导致的原发性醛固酮增多症，确诊后要考虑积极施行手术，可选择的术式有一侧肾上腺全切除、次全切除和单纯腺瘤切除。

病例点评

该病例中患者有高血压病史多年，并没有得到正确诊断，口服降压药物效果不佳，体检偶然发现肾上腺占位，才最终明确病因，原发性醛固酮增多症患者病程较长，长期处于高血压和严重低钾状态，易导致心肌肥厚、心力衰竭及肾功能受损等，因此，及时采取有效治疗十分重要。原发性醛固酮增多症的肿瘤或增生病变部位均较小，多数肿瘤直径 < 2 cm，且多位于肾上腺较深处，因此，临床多采用手术治疗，并可达到良好的治疗效果。外科手术前的准备工作对于手术成败至关重要，需要按照要求准备 7 ～ 14 天，尤其对于不能除外嗜铬细胞瘤的病例，更是关系到患者的生命安全；目前随着腹腔镜技术的普及，对于原先具有较高手术难度的肾上腺手术，医生们也积累了更多的经验。

参考文献

1. 中华医学会内分泌学分会肾上腺学组 . 原发性醛固酮增多症诊断治疗的专家共识 [J]. 中华内分泌代谢杂志，2016，32（3）：188-195.

2. MOSSO L，CARVAJAL C，GONZÁLEZ A，et al. Primary aldos teronism and hypertensive disease[J]. Hypertension，2003，42（2）：161-165.

3. 蒋绍博，金讯波，王翰博，等 . 腹腔镜单侧肾上腺切除术治疗肾上腺结节样增生性原发性醛固酮增多症的效果评价 [J]. 山东大学学报（医学版），2011，49（10）：131-134，138.

4. PEDERSEN M，KARLSEN M A，ANKJ RGAARD K L，et al. Primary hyperaldosteronism diagnosed with adrenal vein sampling. characteristics and follow-up after adrenalectomy in a Danish study[J]. Scand J Clin Lab Invest，2016，76（1）：45-50.

（郑　鑫　朱志强　张　愚）

第三章
感染性疾病血液净化治疗

病例 24　维持性血液透析患者合并皮肤钙化防御

【基本信息】

患者，男，70岁。9年前开始行规律血液透析治疗，每周3次，每次4小时。透析开始早期，饮食控制不佳，给予碳酸钙降磷治疗，血磷2.01～3.14 mmol/L，血钙2.15～2.54 mmol/L，控制钙磷乘积合格后给予骨化三醇冲击治疗，全段甲状旁腺激素（intact parathyroid hormone，iPTH）最高由 815 pg/mL 降至 188 pg/mL，但由于患者钙磷水平经常不能达标，同时由于骨化三醇冲击治疗易引起高钙、高磷血症，导致无法进行规律冲击治疗，故 iPTH 波动在 300 ～ 500 pg/mL。6 年前患者出现严重的皮肤瘙痒、夜间不宁腿症状，全身多处相继出现紫罗兰色斑块及硬化结节，主要在腰背部、四肢及双足背，与周围皮肤边界清晰，质地较硬，皮温低，压痛明显，逐渐发展成溃疡，表面可见黑色结痂，就诊于皮肤科考虑为皮肤感染，给予消炎治疗，但症状缓解不明显。就诊于我科，实验室检查提示血钙、血磷水平明显升高，停用碳酸钙改为碳酸镧降磷治疗，增加血液滤过及血液灌流次数，给予低钙透析液等治疗，嘱患者严格控制低磷饮食，钙磷乘积合格后，给予骨化三醇冲击治疗。后患者皮肤破溃处较前有所改善，瘙痒及疼痛感减轻。2 年前超声心动图提示主动脉瓣钙化、二尖瓣后叶瓣环钙化（较前新出现），侧位腹平片显示腹主动脉未见明显钙化，开始给予西那卡塞联合碳酸镧治疗。现患者血磷 1.67 ～ 2.05 mmol/L，血钙 2.11 ～ 2.49 mmol/L，碱性磷酸酶 60 ～ 110 U/L，iPTH 200 ～ 350 pg/mL，皮肤新发的疼痛性紫斑数量较前明显减少，原有的皮肤破溃处愈合，瘙痒及疼痛感减轻（图 24-1）。

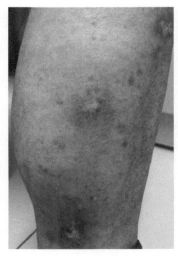

图 24-1　治疗后患者右下肢原有的皮肤破溃处愈合

病例分析

钙化防御又称为钙性尿毒症性小动脉病（calcific uremic arteriolopathy，CUA），是以系统性小动脉钙化和组织缺血坏死为特征的一种少见、致命性血管性疾病，主要表现为皮肤溃疡、动脉血管钙化和周围组织缺血性坏死，严重者可出现坏疽。在维持性血液透析的患者中，其发病率为 4.1% ～ 5.0%。

CUA 被临床医生知晓率低，预后差，早期诊断治疗非常重要。CUA 常由慢性肾脏病——矿物质和骨异常（chronic kidney disease-mineral and bone disorder，CKD-MBD）控制不良引起。高钙、高磷、高 PTH 水平及大剂量维生素 D 的使用，将直接或间接引起患者血管、皮肤及软组织异位钙化，钙化的组织弹性降低，使血流缓慢、毛细血管闭塞而引起组织供血不足，出现 CUA。高凝状态、恶性肿瘤、甲状旁腺功能亢进、结缔组织病、维生素 D 缺乏、服用含钙磷酸盐结合剂、应用华法林、肥胖和糖尿病等均是 CUA 发生的危险因素。尽管 CUA 多见于钙磷代谢异常的尿毒症患者，但在部分非尿毒症如肿瘤、自身免疫病患者中也会出现钙化防御。由于继发性甲状旁腺功能亢进症导致的转移性钙化一般不发生组织坏死，因此，也有学者猜测钙化防御发病机制可能与 CKD-MBD 的异位钙化有所不同，需要进一步研究来证实。

CUA 的诊断标准包括临床标准与病理学标准，临床标准包括以下 3 种情况：①慢性肾衰竭伴血液透析或肾小球滤过率小于 15 mL/（min·1.73 m²）的患者；②存在 2 个以上疼痛性

笔记

溃疡伴紫癜，对于治疗无反应；③存在对治疗无反应的疼痛性溃疡，溃疡位于躯干、肢体、阴茎，伴紫癜。病理学标准包括皮肤或皮下组织内中小动脉中膜钙化、内膜纤维增生、小动脉腔内血栓形成，同时存在受累皮肤的坏死与溃疡。当存在 3 个临床诊断标准或 2 个临床标准及病理学标准时可以做出钙化防御的诊断。

CUA 诊断缺乏特异性，皮肤活检是诊断的金标准。对于维持性血液透析患者并发上述皮肤改变，合并有高 PTH、高磷、高钙及钙磷乘积明显增高时需警惕钙化防御可能。本例患者高危因素有尿毒症、甲状旁腺功能亢进、长期高钙高磷血症和高凝状态，早期临床表现为疼痛性紫斑，类似网状青斑，逐渐进展为溃疡及结痂，溃疡有时可累及筋膜层，常继发感染。本例患者拒绝行皮肤活检，因此根据症状、体征、辅助检查考虑诊断为皮肤钙化防御，积极行内科治疗后症状有所好转。考虑本例患者尚处于皮肤钙化防御早期，积极治疗后病情未继续恶化。

CUA 的治疗包括充分透析、严格的限磷饮食、应用不含钙的磷结合剂如盐酸司维拉姆或碳酸镧、应用低钙透析液，以及合理使用活性维生素 D_3、高压氧和硫代硫酸钠等。有学者推荐将硫代硫酸钠作为治疗 CUA 的一线用药。目前也有研究表明西那卡塞可明显降低钙化防御的风险。对于伴有甲状旁腺重度增生的患者，可行甲状旁腺切除术。有研究显示甲状旁腺切除手术虽不能逆转血管及瓣膜钙化，但是可以促进钙化防御的伤口愈合，提高患者生存率。但更多的报道显示对于甲状旁腺

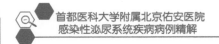
切除术后的患者，其生存率并无明显增加。目前多数研究者认为除了严重的甲状旁腺功能亢进需要干预，一般情况下不常规推荐行甲状旁腺切除术。

病例点评

　　钙化防御主要见于维持性血液透析治疗的慢性肾衰竭患者，其严重影响患者生存质量，远期预后差，需引起临床医生高度重视。预防和早期诊断治疗是关键。临床医生在日常工作中要加强对慢性肾脏病患者钙磷水平的管理，定期监测甲状旁腺激素，制定个体化、可持续性的治疗方案，以降低钙化防御的发生率。目前关于钙化防御的研究尚不多见，且以回顾性研究为主，还需要大样本临床随机对照试验来进一步研究制定有效的预防和治疗措施。

参考文献

1. JIMÉNEZ-GALLO D，OSSORIO-GARCÍA L，LINARES-BARRIOS M. Calcinosis cutis and calciphylaxis[J]. Actas Dermosifiliogr，2015，106（10）：785-794.

2. 高伟，冉兴无 . 钙化防御：一个临床医生忽略的病变 [J]. 中华内科杂志，2017，56（3）：218 -220.

3. 谢奕，谢伟基，张益民 . 钙化防御 1 例 [J]. 中国血液净化，2017，16（11）：786-788.

4. Hayashi M. Calciphylaxis：Diagnosis and clinical features[J]. Clinical and Experimental Nephrology，2013，17（4）：498-503.

5. 王建中 . 西那卡塞降低血液透析患者钙性尿毒症小动脉病变的发生 [J]. 中华肾病研究电子杂志，2015（3）：4.

6. PERKOVIC V，NEAL B. Trials in kidney disease – time to EVOLVE[J]. The New

笔记

England Journal of Medicine，2012，367（26）：2541-2542.

7. JEONG H S，DOMINGUEZ A R. Calciphylaxis：controversies in pathogenesis，diagnosis and treatment[J]. The American Journal of the Medical Sciences，2016，351（2）：217-227.

8. KANG A S，MCCARTHY J T，ROWLAND C，et al. Is calciphylaxis best treated surgically or medically? [J]. Surgery，2000，128（6）：967-972.

（李　爽　王　凡　刘　静）

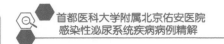
病例 25   维持性血液透析患者合并骨结核

病历摘要

【基本信息】

患者，女，53 岁。主诉：腰部疼痛 4 个月，加重半个月。患者于 4 个月前出现腰部疼痛，伴双下肢麻木疼痛，夜间加重，腰部活动受限，无畏寒、发热、盗汗、咳嗽、咳痰等不适，一直未予以重视，未正规治疗。半个月前患者上述症状加重，自行口服镇痛药后效果不佳，伴间断低热，最高 37.7 ℃。自发病以来患者精神差，体重下降约 5 kg。

既往慢性乙型肝炎 30 年余。糖尿病病史 30 年，使用胰岛素治疗，血糖控制不佳，双眼糖尿病视网膜病变（Ⅳ期）。高血压病史 6 年。慢性肾功能不全病史 5 年余，规律行血液透析 6 个月。约 9 个月前曾有肺结核患者接触史。

【体格检查】

体温 36.8 ℃，脉搏 88 次 / 分，呼吸 19 次 / 分，血压 137/67 mmHg。神志清，精神尚可，全身皮肤、巩膜无黄染，未见出血点、淤斑，全身浅表淋巴结未触及肿大；双肺呼吸音粗，未闻及明显啰音；心律齐，各瓣膜区听诊无明显杂音；腹软，无压痛及反跳痛，肝脾肋下未触及，移动性浊音阴性；腰椎无后突，侧弯，局部无红肿，腰部未触及肿大包块，腰 3 棘突双侧压痛阳性，叩击痛阳性，腰椎屈、伸、侧弯活动受限，左下肢肌力Ⅳ级，余肢体肌力Ⅴ级，左侧巴氏征（＋）。双下肢无水肿。

【辅助检查】

血常规：血红蛋白 94 g/L，白细胞 10.97×10⁹/L，中性粒细胞 76.1%，血小板 174×10⁹/L。肝、肾功能：谷丙转氨酶 18.7 U/L，白蛋白 28.4 g/L，肌酐 357.7 μmol/L，尿素 11.17 mmol/L，尿酸 323.2 μmol/L。电解质：钾 4.72 mmol/L，钠 132.6 mmol/L，钙 1.89 mmol/L，磷 1.51 mmol/L；甲状旁腺素 98.3 pg/mL；C- 反应蛋白 29 mg/L。血沉 75 mm/h。PPD 试验（＋）。结核杆菌 γ- 干扰素释放试验：359.99 pg/mL；痰细菌培养（－）；痰涂片找抗酸杆菌（－）。胸部 CT 平扫：左侧胸膜增厚，余未见明显异常。腰椎核磁：①腰 3 椎体骨质破坏，腰 2、腰 3 椎体及椎旁软组织炎性改变，建议除外感染性病变；②腰椎退行性改变，腰 4～腰 5 椎间盘膨出（图 25-1）。

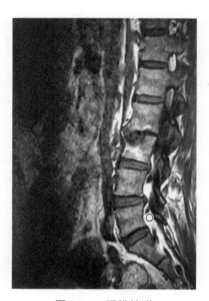

图 25-1　腰椎核磁

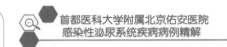

【诊断】

腰椎结核；慢性肾功能不全（尿毒症期），规律血液透析，糖尿病肾病，肾性贫血；2型糖尿病，双眼糖尿病视网膜病变（Ⅳ期）；高血压病3级（极高危组）；慢性乙型病毒性肝炎（轻度）；低蛋白血症。

【治疗】

嘱患者卧床休息，给予异烟肼、利福平、吡嗪酰胺抗结核治疗，以及营养支持治疗和保肝治疗。

【随访】

1个月后患者腰痛、乏力等症状好转，体重增加。

病例分析

该患者为中年女性，维持性血液透析，既往有结核接触史，出现腰痛、低热、明显消瘦等症状，查体腰3棘突双侧压痛阳性，叩击痛阳性，实验室检查结核杆菌 γ - 干扰素释放试验（T-SPOT-TB 检查）强阳性，血沉增快，腰椎核磁提示腰2、腰3椎体及椎旁软组织炎性改变，抗结核治疗后症状好转，故考虑诊断为腰椎结核。

维持性血液透析患者存在细胞免疫缺陷，缺乏对结核菌有效的抵御机制，同时常出现贫血、营养不良、电解质紊乱等并发症，因此易发生结核感染，国内透析患者结核病的发病率为2.4% ～ 7.1%。肺外结核又比单纯的肺结核更常见，其发病率占40% ～ 80%，这也与透析患者免疫力低下、结核菌易侵犯身体其他部位有关。

由于尿毒症本身可引起乏力、食欲缺乏、消瘦、胸腔积液等症状，与结核病症状相似，在临床上不易引起重视，易漏诊、误诊，并因患者常常往返于医院与社区之间而使结核感染扩散，因此，早期诊断并及时给予抗结核治疗是关键。细菌学检查仍然是诊断结核病的金标准，但其阳性率较低；病理检查受部位、取材及患者耐受程度等因素的影响，在临床开展上也受到一定限制。T-SPOT-TB 检查因其检测特异性抗原与卡介苗及许多非结核分枝杆菌无抗原交叉，故敏感性及特异性均较高。国外有研究针对结核感染患者的活动性对 T-SPOT-TB 进行评价，其灵敏度可以达到 90%。因此，除需结合患者病史、症状、影像学及病原学等资料外，越来越多学者推荐将 T-SPOT-TB 作为结核病诊断的一项重要检查手段。

由于肾功能损伤及血液净化治疗会影响抗结核药物的排泄和清除，故目前对于透析合并结核感染患者的治疗尚无统一方案，必须根据肾功能减退程度和血液净化方式个体化调整治疗方案。国外有研究显示，血液透析患者在接受抗结核药物治疗过程中，神经系统不良反应发生率明显增加。目前认为抗结核药物神经毒性在透析患者中发生率增加的原因，与尿毒症毒素抑制维生素 B_6 转换而透析可增加维生素 B_6 的清除有关。同时有研究显示，异烟肼可通过对维生素 B_6 的拮抗效应导致轴突变性而引起周围神经病变。因此，推荐透析患者在服用异烟肼抗结核治疗时，常规加用维生素 B_6 治疗。乙胺丁醇 80% 以上直接经肾脏排泄，因此在肾功能不全的患者中，由于半衰期延长、浓度蓄积等因素导致眼科系统不良反应的发生率增加。有学者不建议对合并血液透析、糖尿病等患者采用乙胺丁醇治疗。另外，有研究显示乙胺丁醇与异烟肼联合使用会对视觉损伤产生累积效应。本例患者由于合并严重的糖尿病视网膜病变，因此未使用乙胺丁醇治疗。

血液透析本身可以清除药物，影响其药代动力学。在一线抗结核药物中，异烟肼、乙胺丁醇、吡嗪酰胺均可被透析清除一部分，因此推荐在当日透析治疗结束后服药或在非透析日顿服。利福平主要经胆汁排泄，血液透析也不能清除利福平，因此不需要调整药物剂量。

有报道显示利福平和吡嗪酰胺肝脏损伤的发生率分别为1.4%和1.25%，抗结核药物引起的肝损伤占药物性肝损伤的首位，因此保肝治疗非常重要，尤其是对于合并慢性肝炎或肝硬化的患者。本例患者合并慢性乙型肝炎，在抗结核治疗的初始就给予保肝治疗，每月复查肝功能并未出现明显异常。

病例点评

血液透析患者因免疫功能降低易并发结核感染，且结核感染临床症状表现不典型，对于有低热、胸腔积液、乏力、消瘦明显、腰痛等症状的患者应提高警惕，积极进行相关检查，如果高度怀疑结核感染，必要时可予以诊断性抗结核治疗，以最大限度避免漏诊，改善预后。对于血液透析患者应制定个体化抗结核治疗方案，药物剂量、服药时间应该根据肾功能的情况、透析频率及透析方式进行调整，达到治疗效果的同时减少或避免不良反应的发生。同时还应加强对患者的宣教，提高患者服药依从性。

参考文献

1. 蒋建平，侯凡凡 . 慢性肾衰竭并发结核的防治 [J]. 中国血液净化，2006，5（11）：795-796.

2. 赵铁柱，王素霞 . 1 例尿毒症透析患者合并胸椎结核的治疗 [J]. 实用医药杂志，2018，35（10）：916-918.

3. 蔡美顺，王梅，甘良英，等 . 维持性血液透析患者并发结核菌感染的特点及处理 [J]. 中国血液净化，2007，6（8）：425-427.

4. 王宇静，莫文思，段力平 . 维持性血液透析患者结核感染的早期诊断方法比较 [J]. 国际移植与血液净化杂志，2014，12（3）：23-25.

5. 徐玲玲，叶红 . 维持性血液透析患者合并活动性结核的单中心临床分析 [J]. 中国中西医结合肾病杂志，2017，18（3）：246-247.

6. FERGUSON T W，TANGRI N，MACDONALD K，et al. The diagnostic accuracy of tests for latent tuberculosis infection in hemodialysis patients[J]. Transplantation，2015，99（5）：1084-1091.

7. QUANTRILL S J，WOODHEAD M A，BELL C E，et al. Side-effects of antituberculosis drug treatment in patients with chronic renal failure[J]. Eur Respir J，2002，20（2）：440-443.

8. 金弢 . 临床行血液净化患者的抗结核药物使用规则 [J]. 结核病与肺部健康杂志，2017，6（1）：21-24.

（李　爽　王　凡　刘　静）

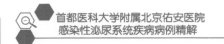

病例 26　肝移植术后合并维持性血液透析

病历摘要

【基本信息】

患者，男，60岁。主诉：肝移植术后5年，血肌酐升高2年，双下肢水肿3个月。患者患慢性乙型肝炎病史30年，5年前因原发性肝癌行经典原位肝移植手术，肝移植术前肾功能正常，术后长期口服他克莫司2 mg，每12小时1次抗排异治疗，并逐渐减量；3年前因胆道梗阻合并急性排斥反应先后行胆道支架置入术和胆肠吻合术治疗，同时予他克莫司加量，后复查胆红素维持在轻度升高水平；2年前患者出现肌酐进行性升高，最高达300 mmol/L，伴尿蛋白（+++），停用他克莫司，改为吗替麦考酚酯750 mg、每12小时1次，联合西罗莫司2 mg、每日1次，抗排异治疗，同时予保肾治疗，调整治疗方案后血肌酐较前稍下降。此后定期门诊复查肌酐波动在200～300 mmol/L，持续尿蛋白阳性。3个月前患者出现全身乏力、胸闷气短、腹胀伴双下肢水肿等不适，上述症状呈进行性加重，同时出现咳嗽、咳痰、夜间不能平卧等症状，尿量明显减少，约1000 mL/d。

既往2型糖尿病病史15年，长期注射胰岛素降糖治疗，血糖控制尚可。高血压病史5年余，血压最高达190/110 mmHg，

笔记

平时血压波动在 140 ～ 150/70 ～ 80 mmHg。

【体格检查】

体温 36.5 ℃，脉搏 80 次/分，呼吸 20 次/分，血压 115/62 mmHg。神志清，精神弱，半卧位，面色晦暗，全身皮肤、巩膜无黄染，未见明显出血点、淤斑；双肺呼吸音减弱，双下肺可闻及湿性啰音；叩诊心界增大，心律齐，各瓣膜听诊区未闻及明显杂音；腹软，无明显压痛及反跳痛，肝脾肋下未触及，移动性浊音阳性。双下肢重度凹陷性水肿，双下肢等径。

【辅助检查】

血常规：血红蛋白 65 g/L，白细胞 3.96×10^9/L，中性粒细胞 90%，血小板 115×10^9/L。肝、肾功能：谷丙转氨酶 42.2 U/L，谷草转氨酶 101.1 U/L，总胆红素 33.9 μmol/L，白蛋白 32.8 g/L，肌酐 458 μmol/L，尿素 29.75 mmol/L，尿酸 379.4 μmol/L，肾小球滤过率 14.01 mL/（min·1.73 m²），二氧化碳结合力 19 mmol/L，钾 4.92 mmol/L，钠 132.6 mmol/L；B 型利钠肽 11 394 pg/mL。24 小时尿蛋白定量：2.15 g。贫血系列：血清铁 11.9 μmol/l，总铁结合力 44.4%。乙肝五项：乙肝表面抗体（+），乙肝核心抗体（+）。HBV-DNA 定量 ＜ 103/mL。西罗莫司血药浓度：1.1 ng/mL。胸部 CT：①双肺炎症；②双侧胸腔积液伴双肺下叶膨胀不全；③心包腔积液。腹部超声：肝移植术后；脾大；门、脾静脉增宽；肝内胆管多发强回声（肝内胆管积气？）；胆囊缺如（切除）；双侧肾实质回声增强；左侧肾囊肿；腹水（少量）。移植肝血流腹部超声：移植肝血流正常。

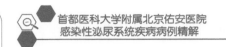

【诊断】

慢性肾功能不全（尿毒症期），肾性贫血；急性左心衰竭；肺部感染；高血压病 3 级（极高危组）；2 型糖尿病；同种异体肝移植术后；胆肠吻合术后。

【治疗】

（1）停用全部免疫抑制剂。

（2）血液净化治疗：入院 12 小时后即进行了第一次血液净化治疗。入院后前两周每周一、三、五进行连续肾脏替代疗法治疗，模式为 CVVHDF，每次进行 6 小时，血流量 150 mL/min。每次超滤量根据患者水肿情况和每日液体出入量进行定量。两周后患者胸闷乏力症状较前好转，夜间可平卧，双下肢水肿较前明显减轻。由于患者经济原因，停用连续肾脏疗法治疗。停用后患者 24 小时尿量约 800 mL，水肿进行性加重，持续低蛋白血症，改为规律血液透析治疗。

（3）抗感染治疗：头孢噻肟钠舒巴坦钠联合莫西沙星抗感染治疗。

（4）积极纠正贫血：重组人促红素注射液 10 000 IU，每周 1 次；蔗糖铁 100 mg 每周 1 次。

（5）其他支持治疗：补充白蛋白和营养支持治疗。

病例分析

患者肾脏损伤需考虑以下几种情况。

（1）钙调磷酸酶抑制剂肾脏损伤：钙调磷酸酶抑制剂

（calcineurin inhibitor，CNIs）抗排异药物他克莫司是目前肝脏及肾脏移植后抗排斥反应的临床一线用药。该患者肝移植术后长期使用他克莫司抗排异治疗，应考虑药物所致肾损伤。CNIs 导致肾损伤的机制主要有以下几个方面：CNIs 刺激血管内皮细胞分泌内皮素，刺激血管紧张素 II 大量释放及转化生长因子 β 的过度表达，同时伴有细胞基质降解酶活性的减弱，从而造成肾小球微动脉过度收缩、透明变性、慢性栓塞，以及细胞外基质合成过多、肾小管萎缩、间质纤维化等诸多病理改变，最终导致肾血流大幅度减少、GFR 明显下降；而且由于需要长期使用 CNIs，使肾脏损伤持续存在并累加。同时有研究显示 CNIs 能加重肝移植前即存在的糖尿病肾小动脉病变。

（2）糖尿病肾病：患者患 2 型糖尿病病史 15 年，2 年前出现血肌酐升高，持续尿蛋白阳性，同时合并高血压，出现心力衰竭，需考虑糖尿病肾病可能。糖尿病肾病多伴其他靶器官的平行损伤，如糖尿病视网膜病变、外周神经病变等；肾活检可见肾小球体积增大，K-W 结节及血管透明变性等表现，故明确诊断还需进一步行眼底检查、肾活检等。

（3）肝移植术后慢性肾脏病变：随着肝移植患者数量的增加及生存时间的延长，肾损伤的发生率也随之增高。肝移植术后第 1 年，终末期肾脏病发生率为 5% ～ 8%；肝移植术后第 5 年和第 10 年，其发生率分别达到 18% 和 25%。肝移植后慢性肾损伤是多种因素共同作用的结果，除了 CNIs 药物肾毒性外，其他因素还包括年龄、乙肝及丙肝病毒感染、是否有基础

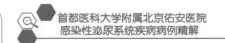
肾脏病、是否同时合并糖尿病及高血压等代谢性疾病、术中是否发生低灌注、术后感染等。该患者在出现肾功能损伤后及时停用他克莫司，改为西罗莫司联合吗替麦考酚酯治疗。目前研究也证实在转换或加用西罗莫司后，可有效逆转肾功能损伤。该患者改变免疫抑制剂方案后，血肌酐未明显下降，因此，单一的 CNIs 药物肾毒性难以完全解释，故应从肝移植术后慢性肾脏病变的角度综合考虑。

病例点评

肝移植已成为治疗终末期肝病最有效的手段，肝移植后肾脏损伤也逐渐受到重点关注。肝移植术后早期他克莫司用量较大，个体差异、激素的应用及其他合并用药使得移植术后 3 个月成为并发症出现的第一个高峰时段。随着他克莫司的继续应用，其毒不良反应持续存在并不断累积，导致器官功能损伤，再加上疾病的自然进程，出现并发症的第二个高峰。如何在保持有效免疫抑制的前提下尽可能地降低 CNIs 剂量值得不断地研究探讨。密切监测受体免疫功能的动态变化，联合其他非 CNIs 免疫抑制剂，个体化调整免疫抑制方案可能是最佳的选择；而不是等到发生了肾功能不全或其他并发症后，再去变更免疫抑制剂治疗方案，此时许多实质性损伤可能已不可逆转。

同时对于肝移植后出现肾功能不全的患者，在减少 CNIs 使用的同时，应控制其他加速肾脏疾病进展的因素，如控制血糖、降压、降血脂等，定期监测骨密度、营养状况、血红蛋白等指标，及早诊断与治疗骨质疏松、营养不良、贫血等并发症，从而延缓慢性肾脏疾病地进展。

参考文献

1. CALMUS Y，CONTI F，CLUZEL P，et al. Prospective assessment of renal histopathological lesions in patients with end-stage liver disease：effects on long-term renal function after liver transplantation[J]. Journal of Hepatology，2012，57（3）：572-576.

2. 郑树森，沈恬，徐骁，等 . 中国肝移植受者肾损伤管理专家共识（2017 版）[J]. 中华移植杂志（电子版），2017，16（3）：319-326.

3. LUCEY M R，TERRAULT N，OJO L，et al. Long-term management of the successful adult liver transplant：2012 practice guideline by the American Association for the Study of Liver Diseases and the American Society of Transplantation[J]. Liver Transplantation，2013，19（1）：3-26.

4. 孙晓叶，沈中阳，郑卫萍，等 . 肝移植术后存活十年以上患者他克莫司治疗随访报告 [J]. 中华肝胆外科杂志，2015，21（7）：445-448.

5. 叶林森，张英才，赵辉，等 . 肝移植后存活超过 5 年的受者免疫抑制剂相关并发症的单中心研究 [J]. 中华器官移植杂志，2016，37（7）：415-420.

（李　爽　王　凡　刘　静）

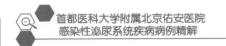

病例27　丙肝肝硬化合并血液透析患者并发药物性肝损伤

病历摘要

【基本信息】

患者，男，58岁。主诉：丙肝肝硬化7年，血液透析6年，意识障碍半个月。22年前患者无明显诱因出现尿黄、乏力，无呕血、黑便、神志改变，曾诊断为"肝炎"，诊治经过不详，未行抗病毒治疗。8年前发现血肌酐上升，就诊于外院考虑丙肝相关性肾炎（具体诊治过程不详）。7年前间断出现双下肢水肿，于我院诊断为"肝炎肝硬化失代偿期丙型"，此后多次因腹水、肝性脑病等并发症在我院住院治疗。6年前患者出现头晕、肌酐进行性升高，诊断为慢性肾脏病5期，开始行规律血液透析治疗，每周3次，每次4小时。自透析以来间断因血氨升高、低蛋白血症住院行补充白蛋白、脱氨对症治疗。2个月前患者摔倒后出现双髋关节、腰部疼痛，就诊于疼痛科，给予氨酚羟考酮片止痛对症治疗，疼痛可稍缓解。半个月前患者出现嗜睡、厌食、黄疸加重等症状，血液透析时低血压，现为进一步治疗收入院。

既往先天性室间隔缺损修补术后23年余。高血压病史8年余。有输血史。否认肝炎家族史，否认食物药物过敏史。

【体格检查】

体温 36.1℃，血压 90/45 mmHg，心率 89 次 / 分，呼吸 18 次 / 分，神志欠清，嗜睡，肝病病容，皮肤、巩膜中度黄染，胸骨前区可见心脏手术瘢痕。双肺呼吸音清，未闻及明显干、湿性啰音。心律齐，主动脉瓣、二尖瓣听诊区可闻及收缩期吹风样杂音。腹部饱满，无压痛及反跳痛，移动性浊音阴性。双下肢无水肿。

【辅助检查】

肝、肾功能：谷丙转氨酶 8.6 U/L，谷草转氨酶 24 U/L，总胆红素 126.3 μmol/L，直接胆红素 91.7 μmol/L，白蛋白 24.8 g/L，谷氨酰转氨酶 26.5 U/L，血清总胆汁酸 24.8 μmol/L，胆碱酯酶 1629 U/L，尿素氮 8.37 mmol/L，血肌酐 628.1 μmol/L；血氨 51 μg/dL。血常规：白细胞 5.93×10^9/L，血红蛋白 79 g/L，血小板 24×10^9/L，嗜酸性粒细胞百分率 7.1%。凝血功能：凝血酶原活动度 57%；甲型肝炎抗体（＋），IgM（－）；戊型肝炎抗体 IgM（－），IgG（＋）；乙型肝炎表面抗原（－）；丙型肝炎抗体（＋）；HCV-RNA 定量 6.11×10^2 IU/mL。

【诊断】

诊断：丙型肝炎肝硬化失代偿期，脾功能亢进，低蛋白血症；药物性肝损伤可能性大；慢性肾功能不全（尿毒症期），肾性贫血，维持性血液透析；先天性心脏病，室间隔缺损修补术后。

诊断依据：患者为中老年男性，慢性病程，急性起病。既往肝硬化失代偿期，目前尿毒症维持性血液透析治疗状态，此

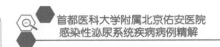

次起病以嗜睡、黄疸为主要症状，发病前有大剂量服用氨酚羟考酮片病史，实验室检查提示嗜酸性粒细胞增高，胆红素明显升高，低白蛋白，凝血酶原活动度较前下降，但血氨正常，故考虑为药物所致肝损伤。

【治疗】

宜立即停用氨酚羟考酮片，规律行血液透析，同时给予退黄、保肝、补充白蛋白及营养支持等对症治疗。

病例分析

肝硬化合并维持性血液透析患者合并意识障碍的常见原因考虑以下几方面。

（1）肝性脑病：急、慢性严重的肝功能失调或障碍，使内源性或外源性代谢产物不能经肝脏的生物转化或代谢清除，在体内蓄积，从而影响中枢神经系统功能，出现以精神、神经系统表现为主要症状的肝脑综合征。本患者既往有间断发生肝昏迷病史，此次虽出现嗜睡症状，但本次发病无高蛋白饮食的诱因，且实验室检查提示血氨正常，故暂不考虑此病。

（2）肝衰竭：患者有肝硬化失代偿期基础，突发高胆红素血症、意识障碍、低白蛋白血症，凝血酶原活动度由 71% 下降至 57%，应警惕肝衰竭发生。若治疗过程中患者胆红素进行性加重、凝血酶原活动度进行性下降至 40% 以下，同时伴发热感染、腹水大量增加、出血等症状，可明确此诊断。

（3）药物性肝损伤：药物性肝损伤指在使用某种或几种

药物后，由药物本身或其代谢产物而引起的程度不同的肝脏损伤。药物性肝损伤的诊断依赖于用药史、停药后的恢复状况及在用药时的反应。治疗关键是停用和防止再次使用引起肝损伤的药物。本例患者因腰痛服用氨酚羟考酮片止痛2月余，追问病史患者近1个月以来每日间隔4小时服药1次。近半个月出现嗜睡、食欲缺乏、血压降低，且嗜睡症状在进行血液透析后得到缓解，但在透析间期又逐渐加重。氨酚羟考酮片由盐酸羟考酮和对乙酰氨基酚组成，其中盐酸羟考酮分子量为351.83、对乙酰氨基酚分子量为151.17，均属于小分子化合物。药物动力学显示其在体外与人血浆蛋白的结合率为45%，静脉注射给药后的分布容积为（211.9±186.6）L。大部分羟考酮在肝脏代谢，代谢产物经尿液排泄。对乙酰氨基酚在肝脏内通过细胞色素P450微粒体酶代谢，体内80%～85%对乙酰氨基酚在肝脏结合后第一天能够从尿液回收90%～100%药物。大约4%对乙酰氨基酚通过细胞色素P450氧化酶代谢成一种有毒的代谢物，该代谢物可以与固定数量的谷胱甘肽结合而进一步被解毒。目前普遍认为这个有毒代谢物N-乙酰-对苯醌亚胺（N-acetyl-p-benzoquinone imine，NAPQI）会导致肝坏死。所以，对于肝功能失代偿合并尿毒症[肾小球滤过率小于10 mL/（min·1.73 m^2）]的患者，高剂量的对乙酰氨基酚可耗尽体内储存的谷胱甘肽，导致有毒代谢物蓄积而造成肝损伤。因氨酚羟考酮分子量小，且与蛋白结合率低，血液透析可以清除，所有患者意识障碍均在透析后缓解，透析间期服药后加重。患者的临床表现均与药品说明书中不良反应一致，故考虑本次意识障碍并且出现肝损伤的原因与药物有关。给予停药、加强血液透析治疗。停药后总胆红素快速下降，约 10 天后总胆红素降至 36.6 μmol/L，未再出现嗜睡等症状。结合肝损伤的病程与停药的时间关系，可以明确此诊断。

（4）脑出血：患者血小板低，突发意识障碍，应排除有无脑出血的可能。此患者脾亢，血小板计数长期低下，每周行 3 次低分子肝素钠抗凝透析治疗，有很大的出血风险。因患者无跌倒外伤史、无高颅压及肢体运动障碍症状，故暂不考虑此病，头颅 CT 也可排除此诊断。

病例点评

本例患者为肝硬化失代偿期，此次发病以意识障碍、黄疸为主要症状，临床上容易先入为主，将意识障碍、黄疸加重归结为肝硬化并发症，误认为是肝病进展，从而造成漏诊、误诊，延误治疗时机。氨酚羟考酮片是临床止痛常用药物，但对于肝功能、肾功能均到衰竭期的患者，用药时一定要慎重严密地监控药物不良反应，同时应加强对患者用药的宣教与随访。

参考文献

1. 梁扩寰，李绍白 . 肝脏病学 [M].2 版 . 北京：人民卫生出版社，2006：786-793.
2. 李家泰 . 临床药理学 [M].2 版 . 北京：人民卫生出版社，2001：85-88.

（王　凡　刘　静）

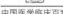
病例28 维持性血液透析患者并发肾性骨病致面容改变

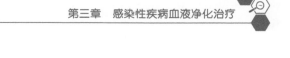 **病历摘要**

【基本信息】

患者，男，39岁。2011年因"慢性肾衰竭尿毒症期、高血压肾病"开始行规律血液透析治疗，每周行血液透析3次，透析时间4小时，患者依从性差，不控制饮食，透析早期未规律使用钙剂及活性维生素 D_3 治疗。2015年患者出现明显皮肤瘙痒，并逐渐出现齿龈、面部颧骨及下颌骨增生变形，眼裂增宽，鼻梁塌陷扭曲，四肢骨痛明显，脊柱后突，身高较发病前缩短约5 cm，实验室检查示血钙2.19～2.43 mmol/L，血磷2.23～3.25 mmol/L，碱性磷酸酶310.2～367.1 U/L，iPTH ＞2000 pg/mL。治疗上每月增加血液滤过及血液灌流次数，加强饮食宣教，予碳酸钙降磷治疗，在控制钙磷乘积合格后，给予骨化三醇冲击治疗。因患者饮食控制差，不能规律服用药物甚至自行停药，钙磷水平经常不能达标，同时由于骨化三醇冲击治疗易引起高钙、高磷血症，导致无法进行规律冲击治疗，治疗效果差，iPTH未见明显降低。完善超声提示甲状旁腺明显增生，骨密度测定显示严重骨质疏松，建议患者行甲状旁腺切除术，但患者拒绝。2016年出现不明原因右股骨干骨折。2016年

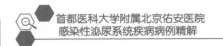
开始予以碳酸镧、盐酸西那卡塞治疗，给予低钙透析液，钙浓度 1.25 mmol/L，但患者仍未控制饮食，实验室检查示血磷 $2.03 \sim 2.61$ mmol/L，血钙 $2.11 \sim 2.41$ mmol/L，iPTH > 2000 pg/mL，碱性磷酸酶 > 350 U/L。2019 年 2 月患者出现咳嗽、腹胀 1 周、伴喘憋、夜间不能平卧等症状，化验示 B 型利钠肽 > 15 000 pg/mL，为行进一步治疗而住院。

既往史：高血压病史 17 年余。发现梅毒抗体阳性 9 年余。2014 年 3 月患者受凉后出现咳嗽、咳痰，伴胸闷气短，夜间不能平卧，化验示 BNP 明显升高，胸部 X 线片提示心影增大、肺水肿，超声心动图提示射血分数 $34\% \sim 40\%$、左心大、左室壁稍增厚、二尖瓣少量反流、左肺主动脉及右肺动脉内径增宽、左心功能不全，诊断为肺部感染、左心衰竭。住院给予抗感染、加强脱水等治疗后好转。

【体格检查】

体温 37.2 ℃，脉搏 91 次 / 分，呼吸 21 次 / 分，血压 110/79 mmHg。神志清，精神尚可，慢性病容，贫血貌，结膜苍白；双肺呼吸音粗，右下肺呼吸音低，左下肺可闻及少量湿性啰音；叩诊心界增大，心律齐，各瓣膜听诊区未闻及明显杂音；腹软，无压痛及反跳痛，肝脾肋下未触及，移动性浊音阳性。双下肢轻度可凹性水肿，双下肢等径。

【辅助检查】

胸部 X 线片：双侧胸腔积液；双肺炎症不除外；心脏增大，动脉硬化；右侧第 5 肋及左侧第 4、第 5 肋局限性膨大，形态不规则。超声心动图：射血分数 25%，左心功能减低，全心增大，二尖瓣少量反流，三尖瓣少量反流，肺动脉少量反流。

【诊断】

慢性心力衰竭急性发作；肺部感染；慢性肾功能不全（尿毒症期），高血压性肾病，继发性甲状旁腺功能亢进，肾性骨病（退缩人综合征），肾性贫血；高血压病 3 级（极高危组）；梅毒。

【治疗】

患者有难治性继发性甲状旁腺功能亢进、严重肾性骨病病史，给予血液透析联合血液灌流及血液滤过加强毒素清除，给予碳酸钙降磷、骨化三醇冲击治疗，但由于患者饮食控制差，不能规律服用药物甚至自行停药，钙磷水平经常不能达标，同时由于骨化三醇冲击治疗易引起高钙、高磷血症，导致无法进行规律冲击治疗，骨化三醇冲击治疗效果不佳。患者拒绝进一步行手术切除甲状旁腺治疗，后更换为碳酸镧、盐酸西那卡塞治疗，但仍无明显治疗效果。同时由于患者自律性差，不控制入量，透析间期体重增长过多（超过干体重的 5%），长期处于存水状态，心功能较差。

本次入院后给予抗感染、床旁血液滤过、纠正贫血、补充白蛋白及营养支持等对症治疗，但患者依从性差，仍反复大量饮水，反复出现喘憋、血压降低等症状，最终因急性心力衰竭合并感染而死亡。

病例分析

肾性骨病是慢性肾衰竭时由于钙、磷及维生素 D 代谢障碍，继发甲状旁腺功能亢进、酸碱平衡紊乱等多种因素引起的全身骨代谢性疾病。肾性骨病严重者因四肢长骨及脊柱骨脱钙，长度缩短而致全身缩短，称退缩人综合征（shrinking men syndrome，SMS）。SMS 在临床上的突出表现主要是骨痛、骨折及近端肌无力，常有皮肤瘙痒、贫血、广泛性骨关节疼痛等症状，伴明显压痛、骨密度降低、异位钙化，轻微外力作用即可引起病理性骨折。严重者出现骨畸形，如脊柱后突或侧弯、胸廓畸形、四肢长骨均弯曲变细，手指关节或末节变形，甚至头面部缩小畸形（齿龈、软腭增生，波及颧骨及下颌骨）。本例患者自律性、依从性差，在血液透析第 4 年出现严重的皮肤瘙痒、骨痛、骨质疏松，身高缩短 5 cm，出现面容改变，药物治疗效果差，透析第 5 年出现左侧股骨干自发性骨折，严重肾性骨病，SMS 诊断明确。

SMS 形成最主要的原因是甲状旁腺功能亢进，普通透析对磷的清除率低，肾脏分泌活性维生素 D 减少，钙吸收下降，血中钙、磷比例失调，甲状旁腺受到持续刺激而肥大增生。如仍未控制，弥漫性增生将演变为早期结节样增生，此时维生素 D 受体和钙敏感受体密度下调，甲状旁腺组织最终变为单个结节，不受血钙浓度和骨化三醇控制，高度自主分泌甲状旁腺激素，对活性维生素 D 治疗抵抗。临床上表现为难治性继发性甲状旁腺功能亢进，骨形成与骨销蚀的平衡遭到破坏，易出现骨折或骨畸形，并且由于血钙过高，易出现心血管或其他部位软组织钙化。

PTH过度升高可通过增加心肌细胞内蛋白质的合成、激活其他致心肌细胞肥厚的基因表达等直接作用促进血管钙化僵硬，进一步出现血压升高致心脏后负荷增加等间接作用又促使心肌肥厚及心力衰竭的发生。有研究表明，维持性血液透析患者心血管事件的发生、发展及病死率等与继发性甲状旁腺功能亢进的发生密切相关，PTH水平越高的患者心脏结构异常越明显、心功能越差。本例患者心功能较差除了因为透析间期体重增长过多（超过干体重的5%）、长期处于存水状态外，长期高PTH也是一个重要因素。

早期监测，早期治疗，防止进入难治性继发性甲状旁腺功能亢进阶段，是防止SMS发生的关键。目前治疗可通过限磷饮食，合理使用磷结合剂、拟钙剂、活性维生素D及其类似物等药物，调整透析液浓度，结合不同透析方式等防治措施，控制血清钙、磷、PTH在目标范围内。不过虽然临床上防治措施很多，但若患者依从性较差，对药物治疗已产生抵抗，进入到难治性阶段，应尽早行甲状旁腺超声或核素检查，并根据病情适时行手术治疗。

病例点评

本例患者因在开始血液透析阶段依从性差，未能遵照医嘱规律用药，同时饮食控制差，随着病情的加重，内科药物治疗已经很难控制钙、磷、PTH水平。对于临床医生应该警惕的是，

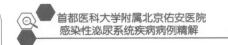

SMS 早期无明显特征性表现，一旦出现，后果严重，因此，在慢性肾脏病早期就应重视患者的钙磷代谢，定期监测钙、磷、PTH 等指标，合理规范用药，反复向患者和家属宣教，强调早期干预钙磷代谢及充分、规律、多模式血液净化治疗的重要性，增加患者的依从性，防止难治性继发性甲状旁腺功能亢进症发生。对于持续高甲状旁腺激素、活性维生素 D 冲击治疗效果差的患者，一定要早期行甲状旁腺超声检查，对于符合手术适应证的患者，应及早进行手术干预。

参考文献

1. 王琳，刘强强，李峻岭，等. 甲状旁腺全切除术有效改善 16 例退缩人综合征临床分析 [J]. 中国血液净化，2014，13（9）：643-646.

2. 苏长权，胡玉清，许树根，等. 甲状旁腺切除对继发性甲状旁腺功能亢进的透析患者血压变异的影响 [J]. 中国中西医结合肾病杂志，2017，18（5）：405-408.

3. 吴琳虹，张萌，陈兴强，等. 维持性血液透析患者血清甲状旁腺激素水平与心功能及生存质量的相关性研究 [J]. 中国现代医学杂志，2019，29（2）：112-117.

4. 沈英，张萍，蒋华，等. 甲状旁腺切除对尿毒症继发甲状旁腺功能亢进患者贫血和心功能的影响 [J]. 中华肾脏病杂志，2018，34（5）：321-326.

5. 刘志红，李贵森. 中国慢性肾脏病矿物质和骨异常诊治指南 [M]. 北京：人民卫生出版社，2019：9-49.

（李 爽 王 凡 刘 静）

病例 29　甲状旁腺切除术改善血液透析并发继发性甲旁亢患者生活质量

病历摘要

【基本信息】

患者，女，51 岁。5 年前出现恶心、厌食、乏力等症状，伴血压明显升高，实验室检查示血肌酐明显升高，B 超提示多囊肾，诊断为"慢性肾功能不全 CKD 4 期，多囊肾"，予控制血压、保肾等治疗。4 年前患者感冒后上述症状加重，实验室检查示血肌酐 1023.9 μmol/L，尿素氮 36.37 mmol/L，于 2015 年 3 月入我科行规律血液透析治疗，血液透析每周 2 次，血液透析＋血液灌流每周 1 次，每次 4 小时。患者饮食控制差，持续高磷血症，化验示血磷 2.0 ～ 3.4 mmol/L、血钙 2.1 ～ 2.4 mmol/L、碱性磷酸酶 87.1 ～ 124.3 U/L、iPTH 823 ～ 1000 pg/mL，因钙磷不达标，无法进行规律的骨化三醇冲击治疗。2016 年 10 月因高钙血症将醋酸钙改为碳酸镧咀嚼片降磷治疗，但患者依从性较差，仍未控制饮食，血磷仍不达标。2 年前患者下肢骨痛逐渐加重，伴皮肤瘙痒，同时出现不宁腿综合征，化验示血钙 2.3 ～ 2.6 mmol/L，iPTH 1326 pg/mL，碱性磷酸酶＞ 200 U/L，侧位腹平片提示腹主动脉重度钙化。2017 年 5 月开始给予盐酸西那卡塞片治疗，用药后因严重的消化道不良反应停药，肾性骨病治疗处于停滞状态。2018 年 5 月实验室检查示 iPTH

2411 pg/mL，血钙 2.78 mmol/L，血磷 2.88 mmol/L，碱性磷酸酶 596 U/L，甲状旁腺 B 超提示有 3 枚腺体＞ 1 cm，骨密度检查提示重度骨质疏松，随时有骨折风险。2018 年 7 月行甲状旁腺次全切除术，手术过程顺利，术中即感觉骨痛立刻消失，术后给予大剂量补充碳酸钙及口服骨化三醇治疗。术后近 1 年化验显示血钙 1.84 ～ 2.11 mmol/L、血磷 1.15 ～ 2.2 mmol/L、碱性磷酸酶逐步降至 81 U/L、PTH 持续＜ 3.0 pg/mL。

既往有慢性乙型肝炎病史 20 年，目前长期口服恩替卡韦抗病毒治疗。无输血史，否认肝炎家族史，否认食物药物过敏史。

【体格检查】

体温 36.0 ℃，血压 140/90 mmHg，脉搏 89 次 / 分，呼吸 18 次 / 分，神志清，精神好，轻度贫血貌，皮肤、巩膜无黄染，双肺呼吸音清，未闻及干、湿性啰音。心律齐，无明显心脏杂音。腹部平软，无压痛及反跳痛，移动性浊音阴性。双下肢无水肿。

【辅助检查】

甲状旁腺 B 超（术前）：甲状旁腺左叶中部 1.0 cm × 0.3 cm，左叶下极 1.6 cm × 1.1 cm，右叶中部 0.9 cm × 0.5 cm，右叶下极 1.1 cm × 0.7 cm，甲状旁腺增生。超声心动图：主动脉瓣硬化、二尖瓣后叶硬化。

【诊断】

慢性肾功能不全（尿毒症期），肾性贫血，肾性高血压，肾性骨病，维持性血液透析；多囊肾；多囊肝；慢性乙型病毒性肝炎（轻度）；甲状旁腺次全切除术后。

　　诊断依据：患者为中年女性，维持性血液透析。长期高甲状旁腺素、高磷血症、高钙血症、高碱性磷酸酶，伴有重度骨质疏松、骨痛及血管心脏瓣膜钙化，高转化骨病诊断明确。

【治疗】

　　充分血液透析，联合血液灌流清除中分子毒素。在低磷饮食基础上，餐中服用非钙磷结合剂碳酸镧咀嚼片降低血磷。患者因不能耐受西那卡塞消化道刺激症状，无法控制高钙高磷血症，骨化三醇冲击治疗处于停滞状态。iPTH 持续＞800 pg/mL，药物治疗无效的持续性高钙和（或）高磷血症、至少 1 枚甲状旁腺增大（直径＞1 cm）并且有丰富的血流的影像学证据均符合甲状旁腺切除指征。

病例分析

　　尿毒症患者继发性甲状旁腺功能亢进（secondary hyperparathyroidism，SHPT）的治疗以降低过高的血磷和维持正常血钙水平为目的。有效控制血磷和血钙水平后，PTH 水平也会下降。控制血磷和血钙后，如果 PTH 仍然未达到目标值并呈进行性升高趋势，则可以采用活性维生素 D 及其类似物、拟钙剂等药物治疗，或使用活性维生素 D 及其类似物联合拟钙剂治疗。PTH 严重升高且不能通过上述措施控制者，需要采用甲状旁腺切除手术治疗。

　　（1）控制高磷血症，维持血钙水平达标。高磷血症不

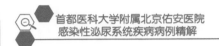
仅可增加血管钙化的风险，也是慢性肾脏病患者心血管事件的高危因素。MESA 前瞻性队列研究分析发现，血磷每升高 1 mg/mL，冠状动脉钙化增加 21%，胸主动脉钙化增加 33%，主动脉瓣钙化增加 25%，二尖瓣钙化增加 21%。磷结合剂是目前临床治疗高磷血症的主要药物之一，主要分为含铝的磷结合剂、含钙磷结合剂、不含钙和铝的磷结合剂三大类。因为含铝磷结合剂会导致透析患者铝中毒，临床上现已不使用，含钙磷结合剂如碳酸钙、醋酸钙，因为价格相对便宜、治疗效果好被广泛使用，但大量应用可能会导致患者正钙平衡，加重异位钙化，增加患者死亡风险，因此有研究者建议将含钙磷结合剂从一线磷结合剂移除。对存在血管钙化或有血管钙化高风险的患者应使用非钙磷结合剂，代表药物为碳酸镧、司维拉姆。本例患者在疾病早期应用醋酸钙降低血磷，后因为血管钙化、高钙血症改用碳酸镧治疗，但患者饮食控制极差，对包装食品、食品添加剂类调味品不控制，造成血磷控制不达标。高磷血症会刺激甲状旁腺激素的分泌，导致 SHPT 加重，骨痛症状及血管钙化明显。严重的高 PTH 使破骨细胞数量增多、活性增强，导致内源性骨溶解，未矿化骨增加，表现为骨质疏松，皮质骨量下降而松质骨量增加。内源性溶骨、持续的高钙高磷血症也会加重血管钙化及增加心血管事件发生的风险。

（2）合理使用活性维生素 D 及其类似物、拟钙剂。活性维生素 D 及其类似物、拟钙剂是目前治疗 SHPT 的常用药物。活性维生素 D 及其类似物（如骨化三醇、阿法骨化醇、帕立骨化醇等）治疗可降低慢性肾脏病患者 PTH 水平，进而改善患者预后；但是，活性维生素 D 及其类似物又会增加血钙、血磷水平，所以使用时要注意监测血钙、血磷等指标。拟钙剂（如西那卡塞）能有效降低 PTH，降低心血管事件，降低成纤维细胞生长因子 23（FGF23），延缓心脏瓣膜钙化；但是，拟钙剂的不良反应包括胃肠道反应、低钙血症、上呼吸道感染等，使用时要注意监测血钙等指标。本例患者因对西那卡塞胃肠道反应极重而无法坚持治疗，又因严重的高钙高磷血症导致使用骨化三醇治疗受限。

（3）对于慢性肾脏病 G3a ～ G5D 期合并药物治疗无效的严重 SHPT 患者，建议行甲状旁腺切除术。甲状旁腺切除术指征：① iPTH 持续 > 800 pg/mL；②药物治疗无效的持续性高钙和（或）高磷血症；③具备至少 1 枚甲状旁腺增大的影像学证据，如高频彩色超声显示甲状旁腺增大，直径 > 1 cm 并且有丰富的血流；④以往对活性维生素 D 及其类似物药物治疗抵抗。

病例点评

高磷血症独立于血钙、1，25（OH）$_2$D$_3$ 以外作用于甲状旁腺细胞，影响 PTH 的合成和分泌。高磷血症是血液透析患者全因死亡、心血管事件死亡的独立危险因素。治疗高磷血症临床采用"3D"治疗原则：控制饮食（Diet）磷的摄入、透析（Dialysis）、药物（Drug）。本例患者透析龄短，但饮食磷控制差，导致严重高磷血症、严重 SHPT、血管钙化、严重骨痛，最终在透析龄 3 年时就采取甲状旁腺切除术。此例病例提示临

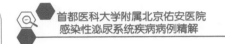

床医生重视血磷的控制、加强尿毒症患者低磷饮食的健康宣教是治疗 SHPT 的基础。

参考文献

1.	张建荣，张凌．慢性肾脏病继发性甲旁亢 [M].北京：人民军医出版社，2010：64-71.
2.	刘志红，李贵森．中国慢性肾脏病矿物质和骨异常诊治指南 [M].北京：人民卫生出版社，2019：9-49.

（王　凡　刘　静）

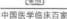
病例 30　肝硬化失代偿期并发消化道出血患者合并维持性透析

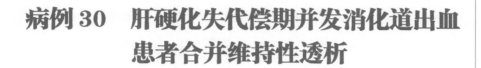

病历摘要

【基本信息】

患者，男，41 岁。31 年前体检时发现乙肝表面抗原阳性，无乏力、食欲减退、腹胀等不适，肝功能正常，未予以诊治，此后未规律复查。17 年前出现消化道出血（具体部位不详），行脾切除术。2 年前出现双下肢水肿，血肌酐升高至 190 μmol/L，伴大量蛋白尿，诊断为"肾病综合征"，给予甲泼尼龙治疗约 3 周后出现黑便，胃镜见贲门静脉曲张破裂出血，行硬化剂治疗术，同时停用激素治疗，予以恩替卡韦抗病毒、保肝、保肾及对症支持治疗。此后 1 年内多次出现黑便，反复住院止血治疗，先后行食管静脉曲张硬化剂治疗术 3 次。1 年前患者血肌酐进行性升高至 824.9 μmol/L，开始行规律血液透析治疗，透析时给予小剂量低分子肝素钠抗凝。9 个月前患者血液透析治疗后出现黑便，住院完善胃镜提示食管静脉曲张（红色征阳性），行食管静脉曲张硬化剂治疗术，血液透析改为体外肝素抗凝。7 个月前患者因透析后再次出现呕血、黑便等症状入院治疗。

【体格检查】

体温 36.8 ℃，脉搏 80 次 / 分，呼吸 21 次 / 分，血压

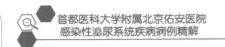
105/63 mmHg。神志清，慢性病容，贫血貌，结膜苍白，肝掌阳性；双肺呼吸音清，未闻及明显啰音；心律齐，各瓣膜听诊区未闻及明显杂音；腹软，上腹部可见陈旧性手术瘢痕，上腹部轻压痛，无明显反跳痛，肝脾肋下未触及，未触及包块，移动性浊音可疑阳性，肠鸣音 4 次 / 分。双下肢轻度水肿。

【辅助检查】

血常规：血红蛋白 88 g/L，白细胞 6.07×10^9/L，中性粒细胞 61.6%，血小板 173×10^9/L。肝、肾功能：谷丙转氨酶 22.5 U/L，谷草转氨酶 26.1 U/L，总胆红素 6.7 μmol/L，白蛋白 32.5 g/L，肌酐 352.4 μmol/L，尿素 27.09 mmol/L，肾小球滤过率 17.61 mL/(min · 1.73 m²)，钾 4.52 mmol/L，钠 136.3 mmol/L。凝血功能：凝血酶原活动度 69%，国际标准化比值 1.24。胃镜：食管静脉曲张（中度）；胃静脉曲张（GOV 1 型）；门脉高压性胃病。腹部超声：肝硬化（脾切除术后），门静脉增宽，门静脉腹壁栓子，肝右叶中等回声结节性质待定，胆囊壁毛糙增厚，双侧肾实质弥漫性病变，少量腹水。

【诊断】

上消化道出血，乙型肝炎肝硬化失代偿期；慢性肾功能不全（尿毒症期），维持性血液透析。

【治疗】

入院后禁食、纠正贫血，予以奥美拉唑、奥曲肽、酚磺乙胺、氨甲苯酸、巴曲酶等药物抑酸、止血治疗后未再出现黑便，同时调整血液透析抗凝方式为无肝素透析。患者透析过程中频繁出现血压下降，血流量多在 160 ～ 200 mL/min，透析过程中透析器及透析管路易出现凝血。患者一般情况改善后，改为规律腹膜透析治疗。

【随访】

2个月，未出现明显呕血、黑便等症状。

病例分析

上消化道出血是肝硬化最严重且常见的并发症之一。肝硬化患者因其肝内血管受到压迫，导致门静脉系统压力增高，一方面导致食管胃底静脉充血、扩张、扭曲；另一方面使胃肠淤血，导致胃黏膜水肿、糜烂，形成门脉高压性胃病。肝硬化时脾功能亢进，血小板破坏增多，而肝脏合成凝血因子功能降低，导致患者出血风险进一步增加。

消化道出血同样也是维持性血液透析患者治疗过程中的常见并发症。由于透析患者自身代谢异常，尿毒症毒素堆积，血小板功能不全，可能对患者的消化道黏膜产生刺激作用，易引起糜烂或者溃疡，最终出现消化道出血；而血液透析治疗过程中肝素的应用，常会诱发或加重上消化道出血。因此，对于有出血倾向的患者，肝素则为相对的禁忌。

该患者目前肝硬化失代偿期、慢性肾脏病5期诊断明确，反复出现上消化道出血，血液透析先后采用小剂量低分子肝素、体外肝素等抗凝方式进行治疗后仍易出现黑便等消化道出血症状。同时由于合并低蛋白血症、腹水等存在血容量不足问题，在血液透析过程中易出现低血压，而采用无肝素透析时血流量低易引起透析循环通路中血液凝血，导致透析充分性不足，治疗效果差，故不宜继续行血液透析治疗，改为腹膜透析治疗。

腹膜透析同样能持续缓慢地清除体内水分和毒素，无须体外循环和抗凝剂，对血流动力学影响小，减少出血风险，还可起到引流、减少腹水形成及减少腹水蛋白丢失的作用，是规律血液透析合并出血患者有效的治疗手段。有研究显示，肝硬化患者进行腹膜透析表现出良好的毒素清除能力与超滤能力，推测其腹膜透析时的高转运特点可能与肝硬化患者门静脉压力增高及腹膜面积增加等因素有关。同时由于大量腹水时淋巴液形成速度超过淋巴液回收速度，从而导致小分子溶质及水的清除增加。有研究显示，对于终末期肾病伴晚期肝硬化患者，相较于血液透析，腹膜透析治疗生存率更高，不良反应更少，是既经济又有效的手段。

病例点评

基于相关的文献报道及以往的临床经验，腹膜透析对于肝硬化失代偿期合并终末期肾病的患者来说比血液透析有更多优势，其疗效更为明显，不良反应的发生率也较低。腹膜透析对患者血流动力学影响较小，不需要抗凝剂，而且还额外提供了对腹水的引流与治疗，提高了肝硬化患者的透析充分性；但是，腹膜透析是否会增加肝硬化患者腹膜炎的发生率，以及相应的治疗对策还存在诸多争议，还需更进一步地研究。

参考文献

1. 苏彬，娄丽华，刘莉，等 . 维持性血液透析患者并发消化道出血的危险因素及防治对策 [J]. 河北医学，2017，23（11）：1862-1864.

2. HOLDEN R M，HARMAN C J，WANG M，et al. Major bleeding in hemodialysis patients[J].Clin J Am Soc Nephrol，2008，3（1）：105-110.

3. 李娟，程守斌，周艳玲 . 伴晚期肝硬化终末期肾脏病患者不同透析治疗的临床效果比较 [J]. 世界华人消化杂志，2014，22（7）：1010-1014.

4. 许戎，董捷 . 肝硬化失代偿期患者腹膜透析治疗中的若干问题 [J]. 中华内科杂志，2011，50（7）：543-546.

5. CHAUDHARY K，KHANNA R. Renal replacement therapy in end-stage renal disease patients with chronic liver disease and ascites：role of peritoneal dialysis[J]. Perit Dial Int，2008，28（2）：113-117.

（李　爽　李德新　刘　静）

病例 31　维持性血液透析患者长期导管感染

病历摘要

【基本信息】

患者，男，55 岁。7 年前因"慢性肾功能不全尿毒症期，高血压肾病"开始行规律血液透析治疗。因患者拒绝行动静脉造瘘术，故行右侧颈内静脉穿刺，置入半永久导管（双腔）。6 年前患者透析过程中出现寒战，透析后出现发热，体温 38.5 ℃，急查血常规：白细胞 $10.37 \times 10^9/L$，中性粒细胞 93.6%。颈内静脉置管处皮肤发红，无明显分泌物，留取外周及导管血培养，给予头孢曲松抗感染治疗。后化验结果回报导管血培养：黏膜炎莫拉菌，血培养阴性，细菌内毒素检测 19.3 pg/mL，考虑为静脉置管感染，给予头孢唑肟加肝素封管治疗 14 天，静脉点滴头孢曲松 14 天，约 2 周后复查血常规：白细胞 $5.67 \times 10^9/L$，中性粒细胞 69.3%。未再出现发热、寒战等症状。5 年前患者透析 2 小时后再次出现发热寒战，体温 38.5 ℃，插管处皮肤出现发红、肿胀，伴皮温升高、压痛等症状，急查血常规：白细胞 $10.17 \times 10^9/L$，中性粒细胞 83.1%。导管血培养提示黏质沙雷菌阳性，头孢唑肟敏感，给予头孢唑肟加肝素封管治疗，同时予头孢唑肟静点抗感染治疗。两周后复查血常规：白细胞 $4.68 \times 10^9/L$，中性粒细胞 73.9%，未再出现畏寒、寒战等症状。

 笔记

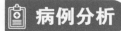

病例分析

　　稳定可靠的血管通路是维持性血液透析患者的生命线，自体动静脉内瘘是最佳的血管通路。尽管与使用自体动静脉内瘘的患者相比，使用中心静脉导管作为血管通路的血液透析患者其感染发生率、住院率、死亡率等显著升高，但是随着老年、糖尿病等血管条件差患者的增加，长期应用中心静脉导管的透析患者人数也越来越多。有研究显示，使用导管的血液透析患者发生血液感染的相对危险度为使用自体动静脉内瘘患者的7.64倍，导管感染直接威胁着血液透析患者的生命。

　　导管相关性感染（catheter-related infection，CRI）可分为导管出口处感染、隧道感染和导管相关性血源感染。出口处感染指出口处局部渗出、红、肿、硬，一般无全身症状，血培养阴性。隧道感染指除局部渗出、红、肿、热、痛外，有时有波动感，可伴随全身症状，血培养可呈阳性。导管相关性血源感染指患者出现寒战、高热、血白细胞明显升高，大多在透析期间出现，导管血培养细菌阳性和(或)拔除的导管细菌培养阳性。

　　本例患者右侧颈内静脉半永久置管在使用2年内出现2次导管相关性血源感染，2次引起感染的细菌分别为黏膜炎莫拉菌及黏质沙雷菌，两种细菌均属于革兰阴性菌，过去认为其是正常存在于人体呼吸道的正常菌群，在机体免疫功能降低时，常可引起肺炎等感染。目前各中心关于导管相关性血源感染的主要致病菌的研究结果并不完全一致，有研究报道以革兰阳性菌（主要是金黄色葡萄球菌）为主，而有的研究则显示以革兰阴性菌为主。考虑原因可能为维持性血液透析患者免疫力低

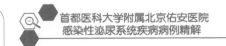

下，易被对大多抗生素敏感性减低的医源性多重耐药菌感染。因此，当出现相关感染症状时，除了经验性用药外，应及时留取导管及外周血培养，依据细菌培养及药敏试验的结果来选择抗菌药物。同时需要进一步加强患者的健康管理及透析治疗过程中的导管护理。

有研究显示，老年、糖尿病、导管留置时间长、营养不良、贫血及护理操作不规范是血液透析导管相关感染发生的危险因素。局部危险因素包括个人卫生习惯不良，置管处受潮湿、汗液浸渍，局部皮肤难以保持清洁干燥；皮肤完整性受损；使用不透气敷料；导管开口反复暴露，频繁接触物品；透析时使用肝素等抗凝剂及尿毒症患者本身的出血倾向，易使皮肤创口处渗血等。本例患者营养状况不佳，个人卫生状况差，自律性差，两次感染均为夏季出现，每次透析前护士换药时，经常发现置管处纱布有较多汗液浸渍而潮湿。

对于确诊或高度怀疑导管感染的病例，除了使用抗生素封管和静脉输注抗感染药物外，还应及时治疗和处理患者已有的感染灶如皮肤、口腔、鼻咽部等。同时应立即检查是否严格执行无菌操作规程，及时上报医院感染科，进一步对透析室空气、医务人员、物体表面、消毒液、透析用水及透析管路等做目标微生物监测。目前经验来看，由于无菌化操作不规范引起的导管相关感染较以往有所降低，但透析治疗结束患者离开医院后，出现的伤口破溃、感染未能及时处理也是导管感染的常见原因。因此，对于预防导管感染，除严格无菌操作外，教育患者及其家属正确理解和掌握局部伤口处理的基本知识与技术，并能及时处理，也是降低导管相关感染的重要因素。

病例点评

　　随着维持性血液透析患者年龄的增长和合并疾病的增多，导管感染的发生率也在增加。预防导管感染除严格执行无菌操作外，还需要透析室医护人员在每次血液透析治疗前对患者进行有效的评估，根据评估情况及时给予相应的护理，同时与患者及其家属做好沟通，给予个体化护理。甚至必要时可与患者所在社区卫生服务中心建立联系，积极配合，形成患者及其家属、社区卫生服务中心与透析室医务人员的有效联动，这可能是预防导管感染行之有效的办法。

参考文献

1. LOK C E. Avoiding trouble down the line：the management and prevention of hemodialysis catheter-related infections[J]. Advances in Chronic Kidney Disease，2006，13（3）：225-244.

2. HOEN B，PAUL-DAUPHIN A，HESTIN D，et al. EPIBACDIAL：a multicenter prospective study of risk factors for bacteremia in chronic hemodialysis patients[J]. Journal of the American Society of Nephrology，1998，9（5）：869-876.

3. 叶朝阳 . 血液透析血管通路技术与临床应用 [M]. 上海：复旦大学出版社，2010：42-62.

4. 柳晓明 . 血液透析患者导管相关感染及其致病菌 [J]. 国际移植与血液净化杂志，2018，16（4）：20-22.

5. 徐景娜 . 维持性血液透析颈内静脉导管相关感染的护理 [J]. 中国血液净化，2019，18（3）：213-214.

（李　爽　王　凡　刘　静）

病例32 维持性血液透析伴难治性继发性甲状旁腺功能亢进症

病历摘要

【基本信息】

患者，女，68岁。主因"尿毒症透析合并丙肝21年，骨痛10年，心律不齐3年"入院。21年前因慢性肾炎逐步进展为尿毒症，开始进行规律性血液透析替代治疗，每周3次，每次4小时。16年前因血液透析感染丙型肝炎病毒转入我院透析室治疗，定期检测化验指标均达标。15年前诉足跟骨痛明显，乏力，iPTH波动在600～1000 pg/mL。诊断为继发性甲状旁腺功能亢进。给予碳酸钙1.5 g，每日3次于餐中服用，骨化三醇胶丸2～3 μg，每周2次冲击治疗，碱性磷酸酶145～485.6 U/L，钙2.11～2.35 mmol/L，磷1.62～1.96 mmol/L，iPTH 600～1367 pg/mL。2015年7月因血钙高，采用低钙透析液，应用拟钙剂西那卡塞25 mg，每日1次，血钙可以控制在正常范围。为提高患者透析充分性，清除中分子毒素，给予血液透析联合血液透析滤过治疗，每周1次，血液灌流每月2～4次。2015年9月将口服骨化三醇改为静脉用骨化三醇冲击治疗，iPTH波动在500～1450 pg/mL。3年前腰痛加重，伴胸闷、低血压，查心电图提示快速房颤、右束支传导阻滞。考虑与心脏钙化有关，建议行甲状旁腺切除术，但因心律失常无法进行手术。为了更好地控制高血钙，减轻血管钙化，将西那卡塞加量为 50 mg，每日 1 次。并应用活性维生素 D 类似物帕立骨化醇冲击治疗，联合非钙磷结合剂碳酸镧降磷治疗。患者继发性甲状旁腺功能亢进（secondary hyperparathyro-idism，SHPT）明显得到控制，iPTH 波动在 302 ～ 580 pg/mL，碱性磷酸酶 83.7 ～ 114 U/L，骨痛明显改善，房颤消失。

既往史：2003 年发现丙肝并应用短效干扰素联合小剂量利巴韦林抗病毒治疗 1 年，HCV-RNA 定量持续转阴。否认肝炎家族史，否认食物药物过敏史。

【体格检查】

体温 36.2℃，血压 120/89 mmHg，脉搏 85 次 / 分，呼吸 14 次 / 分，神志清，精神好，轻度贫血貌，皮肤、巩膜无黄染，双肺呼吸音清，未闻及干、湿性啰音。心律齐，无明显心脏杂音。腹部平软，无压痛及反跳痛，移动性浊音阴性。双下肢无水肿。

【辅助检查】

甲状旁腺 B 超（2015 年 8 月 11 日）：右侧甲状旁腺素 1.3 cm×1.3 cm。腰椎正侧位 X 线片（2017 年 1 月 11 日）：腰椎 1 ～ 5 水平腹主动脉管壁可见多发钙化。甲状旁腺 B 超（2017 年 4 月 20 日）：右下部位 1.5 cm×1.1 cm；左下部位 1.3 cm×1.1 cm，左上部位 1.4 cm×0.8 cm。超声心动图（2018 年 5 月 29 日）：射血分数 56%。超声心动图（2018 年 12 月 12 日）：射血分数 74%，主动脉、二尖瓣瓣膜钙化。

【诊断】

慢性肾功能不全（尿毒症期），肾性贫血，肾性高血压。继发性甲状旁腺功能亢进，维持性血液透析；慢性丙型肝炎；心律失常，右束支传导阻滞。

诊断依据：患者为老年女性，维持性血液透析治疗21年。长期高甲状旁腺素、高磷血症、高钙血症、高碱性磷酸酶，伴有重度骨质疏松、骨痛及血管心脏瓣膜钙化，重度继发性甲状旁腺功能亢进诊断明确。

【治疗】

慢性肾脏病（chronic kidney disease，CKD）患者 SHPT 的治疗以降低过高的血磷和维持正常血钙水平为目的。有效控制血磷和血钙的措施会降低 CKD 患者 iPTH 水平。控制血磷和血钙后，如果 iPTH 仍然未达到目标值并呈进行性升高趋势，则可以采用活性维生素 D 及其类似物、拟钙剂等药物治疗，或活性维生素 D 及其类似物联合拟钙剂治疗。通过对患者血钙、血磷、iPTH、ALP 监测，应用醋酸钙、碳酸镧、西那卡塞、帕立骨化醇等药物多靶点综合治疗，使重度 SHPT 得到缓解控制。

病例分析

大量研究显示，血钙紊乱（特别是高血钙）与 CKD 患者死亡风险增加有关，同时也增加患者非致死性心血管事件。来自 DOPPS Ⅰ～Ⅲ 的数据显示，当血清钙在 2.15～2.50 mmol/L 范围时，患者死亡风险最低。本例患者透析龄长，因严重的 SHPT，使用含钙磷结合剂、活性维生素 D 治疗均会加重高钙血症的发生。针对高钙血症我们采取了低钙透析，使用西那卡塞、非钙磷结合剂、帕立骨化醇冲击治疗，减轻钙负荷，控制SHPT。

在维持性血液透析患者的心血管死亡原因中，心律失常和心脏猝死处于首位。美国肾脏病数据系统（USRDS）2006年度报告显示，心律失常占透析患者心源性死亡的64%。常见诱因有 SHPT、贫血、电解质紊乱、低氧血症、药物（洋地黄、ACEI）及饮食等。患者在 SHPT 最严重、高钙高磷时期，出现严重的快速房颤、低血压甚至无法完成 4 小时的血液透析。考虑心律失常原因与重度 SHPT 心脏钙化、低钾血症有关。治疗上给予高钾透析液，保持电解质稳定；积极控制 SHPT，服用西那卡塞、非钙磷结合剂、帕立骨化醇冲击治疗，使钙、磷、PTH 达标。经上述治疗后，随着 SHPT 的改善，房颤逐渐消失。

病例点评

慢性肾脏病患者由于功能性肾单位减少、活性维生素 D 缺乏、SHPT、代谢性酸中毒、治疗药物影响等，相当数量患者可出现血钙异常，即使是同一位 CKD 患者，在疾病或治疗的不同阶段，也可以表现出不同的血钙异常。低钙血症会使 CKD 患者发生肾性骨病、SHPT 及死亡风险增加，高钙血症也会使 CKD 患者发生转移性钙化、死亡等临床不良事件的风险增加，因此，需要严格检测血钙达标情况。应用碳酸镧、西那卡塞、帕立骨化醇等药物多靶点综合治疗，可以使重度 SHPT 得到缓解控制，改善患者生存质量。

参考文献

1. 张建荣，张凌. 慢性肾脏病继发性甲旁亢 [M]. 北京：人民军医出版社，2010：64-71.

2. 刘志红，李贵森. 中国慢性肾脏病矿物质和骨异常诊治指南 [M]. 北京：人民卫生出版社，2019：9-49.

3. 王志刚. 血液净化学 [M].3 版. 北京：北京科学技术出版社，2010：801-803.

（王　凡　刘　静）